D1745921

Ruth Deck, Nathalie Glaser-Möller (Hg.)
Reha-Nachsorge
Aktuelle Entwicklungen

Reha-Nachsorge

Aktuelle Entwicklungen
Ruth Deck, Nathalie Glaser-Möller (Hg.)

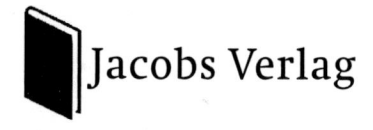

Jacobs Verlag

Bibliographische Information der Deutschen Bibliothek
Die Deutsche Bibliothek verzeichnet diese Publikation in der Deutschen Nationalbibliographie; detaillierte Daten sind im Internet über http://dnb.ddb.de abrufbar.

Copyright 2014 by Jacobs-Verlag
Hellweg 72, 32791 Lage
Druck: Pressel
ISBN 978-3-89918-223-1

INHALT

Einführung

Vorwort 7

Ruth Deck und Nathalie Glaser-Möller
Reha-Nachsorge. Aktuelle Entwicklungen
Einführung in den Band 9

Ingrid Künzler und Nathalie Glaser-Möller
Reha-Nachsorge. Aktuelle Entwicklungen
Einführung in das Thema 15

Rolf Buschmann-Steinhage
Reha-Nachsorge in der Rentenversicherung: aktueller Stand 19

Susanne Schramm, Christian Himstedt und Ruth Deck
Aufbau des bundesweiten webbasierten Zentrums „Reha-Nachsorge"
(ZeReNa): Status Quo 35

Berufsbezogene Reha-Nachsorge

Matthias Bethge, Sebastian Bieniek, Juliane Briest
Intensivierte medizinisch-beruflich orientierte Rehabilitationsnachsorge:
Ergebnisse der multizentrischen randomisiert kontrollierten Studie 47

Aus der Praxis

*Martin Vogel, Matthias Koch, Petra Lindemann-Sauvant,
Sabine Nawothnig und Beate Schumacher*
Telefonische Sozialdienstliche Nachsorge zur Verbesserung der
beruflichen Reintegration nach stationärer medizinischer Rehabilitation
(SONATE) 71

Oliver Niemann
Fallmanagement als notwendige Ergänzung klinikinterner MBOR-Strategien 79

Norbert Goedecker-Geenen
Beratung und Vernetzung in der beruflichen Reha-Nachsorge - den Rehaprozess aktiv gestalten Das Modellprojekt RehaFuturReal® 87

Neue Medien in der Reha-Nachsorge

Kerstin Mattukat und Wilfried Mau
Möglichkeiten und Limitierungen neuer Medien in der Reha-Nachsorge 99

Dieter Benninghoven, Sabine Pfaudler und Eike Hoberg
Nachsorge über ein Internet-Forum in der Verhaltensmedizinischen Orthopädie 113

Jürgen Theissing, Ruth Deck und Heiner Raspe
Liveonline-Nachbetreuung von Patienten mit Adipositas nach einer stationären medizinischen Rehabilitationsmaßnahme 129

David Daniel Ebert, Torsten Tarnowski, Bernhard Sieland, Anna-Carlotta Zarski, Benjamin Götzky und Matthias Berking
Webbasierte Rehabilitations-Nachsorge: nur etwas für junge und hoch gebildete Rehabilitanden? 143

Nachhaltige Rehabilitation dank Reha-Nachsorge?

Susanne Weinbrenner
Wie könnte sollte eine erfolgreiche Rehabilitation künftig aussehen? 165

Jens-Martin Träder
Reha-Nachsorge in Hausarztpraxen – quälende Pflicht oder verlockende Chance? 179

Zusammenfassung und Ausblick

Nathalie Glaser-Möller und Ruth Deck
Zusammenfassung und Ausblick 187

Die Autoren 195

Vorwort

In den letzten Jahren hat sich in Sachen Reha-Nachsorge einiges getan. Zur Jahrtausendwende war das Thema noch wenig prominent, heute können wir auf eine Vielzahl unterschiedlicher, neuer Entwicklungen blicken. Für fast jede Reha-Indikation wurden innovative Nachsorgeprogramme entwickelt und erprobt, sie decken ein weites Spektrum von Inhalten und Methoden ab. Diese reichen von vergleichsweise einfachen, schriftlich zu führenden Tagebüchern bis hin zu komplexen Internetangeboten.

Das Thema Reha-Nachsorge wurde in den vergangenen Jahren in einigen Forschungsprojekten des Vereins zur Förderung der Rehabilitationsforschung in Hamburg, Mecklenburg-Vorpommern und Schleswig-Holstein (*vffr*) untersucht, aber auch in zahlreichen Forschungsprojekten, die durch die Deutsche Rentenversicherung Bund und regionale Rentenversicherungsträger gefördert wurden. Um die neuen Erkenntnisse kritisch zu würdigen und zu reflektieren befasste sich das siebte Norddeutsche Reha-Symposium, das zusammen mit der der Deutschen Rentenversicherung Nord veranstaltet wurde, mit dem Thema „Reha-Nachsorge – aktuelle Entwicklungen", um mögliche Probleme gezielt anzusprechen und mögliche Lösungsstrategien zu diskutieren.

Auch wenn sich die Nachsorgeangebote gut etablieren konnten, bleiben noch viele Fragen offen, die im Buch behandelt werden: Wie sollte eine bedarfsgerechte Nachsorge aussehen, damit das Ziel der Rehabilitation, die nachhaltige Wiedereingliederung ins Erwerbsleben und die Teilhabe am gesellschaftlichen Leben bei unterschiedlichen gesundheitlichen Einschränkungen und Kontextfaktoren erreicht wird? Welche Nachsorgeangebote haben den Nachweis ihrer Wirksamkeit wissenschaftlich erbracht? Wie lässt sich eine qualitativ hochwertige Nachsorgeversorgung flächendeckend organisieren? Wie kann während der Nachsorge eine mit Vor- und Nachbehandlern abgestimmte Betreuung gewährleistet werden? Wie können Nachsorgeprogramme finanziert werden?

Wir möchten mit dem Symposium wie immer den wissenschaftlichen und vor allem praxisorientierten Dialog aller Beteiligten anregen. Die Tagung gab Gelegenheit, über Innovationen und Strukturveränderungen der medizinischen Rehabilitation nachzudenken und diese zu diskutieren.

Der aktuelle Band enthält die Beiträge des Symposiums und richtet sich an alle wissenschaftlich interessierten Reha- und Akutkliniker, Mitarbeiter von Einrichtungen der beruflichen Rehabilitation, Kostenträger, Gesundheitsbehörden, Betriebs- und niedergelassene Ärzte.

Wir bedanken uns bei den Förderern und den Mitgliedern des *vffr* sowie insbesondere bei allen Referenten, die nicht nur unserer Einladung gefolgt sind, sondern auch bereit waren, ihre Referate zu Papier zu bringen. Wir danken ferner den Mitarbeitern des Instituts für Sozialmedizin und Epidemiologie, Christel Zeuner, Christian Himstedt und Jonathan Beyer sowie den Mitarbeiterinnen der Deutschen Rentenversicherung Nord, Frau Karin Beitz, Frau Gabi-Bianca Wnuk und Frau Petra Bentfeldt, die dafür gesorgt haben, dass die Tagung unter optimalen Rahmenbedingungen verlief. Last but not least danken wir allen Teilnehmern, dass sie mit Fragen, Kritik und Diskussion die Veranstaltung mit Leben gefüllt haben.

Allen Lesern wünschen wir viel Spaß bei der Lektüre.

Ruth Deck   Nathalie Glaser-Möller

Reha-Nachsorge: Aktuelle Entwicklungen
Einführung in den Band

Ruth Deck und Nathalie Glaser-Möller

Im vorliegenden Band werden die Beiträge eines gleichnamigen Reha-Symposiums zusammengefasst, welches vom Verein zur Förderung der Rehabilitationsforschung in Hamburg, Mecklenburg Vorpommern und Schleswig-Holstein (*vffr*), gemeinsam mit der Berufsgenossenschaft für Gesundheitsdienst und Wohlfahrtspflege (BGW) sowie der Deutschen Rentenversicherung Nord in den Räumen des Senator Hotels Radisson in Lübeck veranstaltet wurde.

Mehr als 200 rehawissenschaftlich interessierte Ärzte und Verwaltungsmitarbeiter der Kranken- und Rentenversicherung, Ärzte und Psychologen von Rehabilitationseinrichtungen, Wissenschaftler, Vertreter der Landes- und Bundespolitik und von Selbsthilfegruppen nahmen am Symposium teil. Es ist die siebte Veranstaltung dieser Art und wir werden auch dieses Mal, nicht zuletzt aufgrund der überaus positiven Rückmeldungen, die Beiträge des Symposiums in einem Buchband festhalten. Er gliedert sich thematisch in vier Themenblöcke: **„Überblicksreferate"** (Buschmann-Steinhage; Schramm, Himstedt & Deck), **„Berufsbezogene Reha-Nachsorge"** (Bethge, Bieniek & Briest; Vogel, Koch, Lindemann-Sauvant, et al.; Niemann; Goedecker-Geenen), **„Neue Medien in der Reha-Nachsorge"** (Mattukat & Mau; Benninghoven, Pfaudler & Hoberg; Theissing, Deck & Raspe; Ebert, Tarnowski, Sieland et al.) und **„Nachhaltige Rehabilitation dank Reha-Nachsorge?"** (Weinbrenner; Träder).

Die unmittelbar nachfolgende Einführung in die Thematik stammt von der Vorsitzenden der Geschäftsführung der Deutschen Rentenversicherung Nord, *Ingrid Künzler* und der Geschäftsführerin des *vffr*, *Nathalie Glaser-Möller*. Sie lenken den Blick auf den umfassenderen Auftrag des Kostenträgers und die daraus resultierenden Anforderungen an die Reha-Wissenschaften. Zahlreiche Forschungsfragen sind noch offen, auch für die Rentenversicherungsträger. Zu ihrer Beantwortung soll das siebte Reha-Symposium beitragen.

Die **Überblicksreferate** widmen sich dem aktuellen Stand der Reha-Nachsorge und aktuellen Entwicklungen.

In seinem Beitrag definiert *Rolf Buschmann-Steinhage* Funktion und Voraussetzungen von Reha-Nachsorge. Anhand konkreter Zahlen zu erbrachten Leistungen verdeutlicht er die rasante Entwicklung der Reha-Nachsorge, wobei Unterschiede sowohl hinsichtlich der Art der Rehabilitation als auch hinsichtlich einzelner Reha-Einrichtungen festzustellen sind. Abschließend würdigt Buschmann-Steinhage die zahlreichen Forschungsprojekte, die sich mit der Reha-Nachsorge befasst haben oder noch befassen und betont, dass zukünftig Reha-Nachsorge und medizinische Reha als Einheit gedacht werden müssen.

Susanne Schramm, Christian Himstedt und Ruth Deck stellen in ihrem Beitrag eine neue Website zur Reha-Nachsorge vor. Um dieses Vorhaben zu verwirklichen wurden in einem ersten Schritt die Voraussetzungen geschaffen: die Suche nach Nachsorgeangeboten, ihre Auswahl und Bewertung. Alle in Frage kommenden Nachsorgeangebote werden auf der Homepage gebündelt und können nach Wohnort gesucht werden. Über jedes einzelne Nachsorgeangebot werden zahlreiche Informationen zur Verfügung gestellt, so dass für jeden Rehabilitanden die passgenaue Auswahl möglich ist.

Im Themenbereich **Berufsbezogene Reha-Nachsorge** geht es um innovative Nachsorgemodelle, die in unterschiedlicher Form berufsbezogene Elemente in die Reha-Nachsorge integrieren.

Im Beitrag von *Matthias Bethge, Sebastian Bieniek und Juliane Briest* wird die Überprüfung der Wirksamkeit einer Intensivierten Reha-Nachsorge mit medizinisch-beruflicher Orientierung, IMBORENA. In einem randomisierten Kontrollgruppendesign wird die klassische IRENA mit der IMBORENA verglichen. Eine höhere Wirksamkeit des um berufliche Aspekte ergänzte Nachsorgekonzept lässt keine höhere Wirksamkeit erkennen. Die Studie zeigt auch, dass es für manche Reha-Einrichtungen schwierig zu sein scheint, entsprechende Nachsorgeelemente in ihren Kliniken umzusetzen.

Martin Vogel, Matthias Koch, Petra Lindemann-Sauvant et al. Stellen in Ihrem Beitrag ein Konzept zur telefonischen Nachsorge bei beruflichen

Problemlagen durch den Sozialdienst mit dem wohlklingenden Namen SONATE vor. Es geht bei diesem Projekt darum, am Ende der Reha schriftlich festgelegte Zielvereinbarungen durch einen Mitarbeiter des Sozialdienstes telefonisch zu begleiten. Bei den Anrufen, die zweitmonatlich über die Dauer eines Jahres erfolgen, werden Ziellerreichungsgrad erfragt, ggf. neue Ziele festgelegt und mögliche Unterstützungsmöglichkeiten geklärt.

In seinem Beitrag stellt *Oliver Niemann* ein Fallmanagement der Deutschen Rentenversicherung Braunschweig-Hannover als Ergänzung klinikinterner medizinisch-beruflich orientierter Reha vor. Ziel des Fallmanagements ist u.a., die Reintegration auf den Arbeitsplatz zu unterstützen. Das Fallmanagement kommt bei ausgewählten Patientengruppen zum Tragen und scheint bei einem Großteil der eingeschlossenen Rehabilitanden einen positiven Einfluss auf den Erhalt des Arbeitsplatzes zu haben. Zur Zeit wird das Fallmanagement wissenschaftlich evaluiert.

Norbert Goedecker-Geenen stellt ein neues Beratungsangebot der Deutschen Rentenversicherung Westfalen vor, das Modell „RehaFuturReal". Hier spielt der Reha-Fachberater eine zentrale Rolle, er koordiniert alle Beratungs- und Unterstützungsleistungen im Zusammenhang mit dem Arbeitsplatz für die Rehabilitanden im Sinn eines Case-Managements. Erste Ergebnisse im Rahmen eines Modellversuchs scheinen vielversprechend, ein Großteil der eingeschlossenen Rehabilitanden konnten im Rahmen des strukturierten Reha-Managements beruflich wieder integriert werden. Auch hier wird aktuell eine Evaluationsstudie durchgeführt.

Der dritte Block widmet sich den **„Neuen Medien"** in der Reha-Nachsorge. Neben einem generellen Überblick geht es um unterschiedliche Verfahren und die generelle Machbarkeit und Akzeptanz des Einsatzes neuer Medien.

Im Beitrag von *Wilfried Mau und Kerstin Mattukat* werden die verschiedenen, gegenwärtig angebotenen und genutzten Internetinterventionen diskutiert. Das Internet bietet vielfältige Möglichkeiten, einzelne Reha-Phasen zu unterstützen. Am vielversprechendsten scheinen zum aktuellen Zeitpunkt internetgestützte Nachsorgeangebote zu sein. Allerdings bestehen seitens der Rehabilitanden (noch) eine Reihe von Problemen, beginnend bei der fehlenden Technik und Technikaffinität über Zeitaufwand bis hin zu Sprachbarrieren. Fragen zu Bedarf und Akzeptanz sind ebenfalls noch weitgehend offen.

Dieter Benninghoven, Sabine Pfaudler und Eike Hoberg haben im Rahmen einer Feasibility-Studie die Frage der Machbarkeit und Akzeptanz von Internetforen als Medium der Reha-Nachsorge untersucht. Die Nachsorge kombiniert dabei unterschiedliche gesundheits- und personenbezogene Elemente, der Austausch auf internetbasierten Foren wird von Einzeltherapeuten begleitet. Die Teilnahmebereitschaft an einem internetbasierten Forum teilzunehmen ist unterschiedlich groß und hängt unter anderem offenbar mit der Interneterfahrung und der Bildung zusammen.

Im Beitrag von *Jürgen Theissing, Ruth Deck und Heiner Raspe* geht es um die Nutzung audiosynchroner Anwendungen im Bereich der Reha-Nachsorge, deren Wirksamkeit in einer randomisierten Studie untersucht wurde. Die Akzeptanz dieser „Liveonline" Methode stößt auf große positive Resonanz bei den Rehabilitanden und kann im Alltag gut implementiert werden. Die Interventionsgruppe erzielt signifikante langfristige Effekte, diese sind partiell auch der Kontrollgruppe überlegen, lassen sich bei den primären Zielgrößen aber nicht finden. Auch bei diesem intertnetbasierten Angebotsmodell sind die Teilnahmequoten eher moderat, zumindest im kardio-diabetologischen Bereich.

David Daniel Ebert, Torsten Tarnowski, Bernhard Sieland et al. Geben in ihrem Beitrag anhand von drei Studien einen Überblick über die Machbarkeit, Akzeptanz, Prozessqualität, Wirksamkeit und Moderatoren des Therapieerfolgs einer Web-basierten Reha-Nachsorge für psychosomatische Rehabilitanden. Die drei Studien fokussieren jeweils die unterschiedlichen Aspekte mit Blick auf die Wirksamkeit und legen den Schluss nahe, dass Web-basierte Nachsorgeangebote machbar und in weiten Teilen auch erfolgreich sind. Sie scheinen das Rückfallrisiko zu reduzieren, überraschenderweise auch bei Rehabilitanden mit geringem Bildungsniveau. Allerdings sind auch hier die Rehabilitanden hinsichtlich einer Teilnahme eher zurückhaltend.

Der vierte abschließende Themenbereich **"Nachhaltige Reha dank Nachsorge?"** wirft einen Blick in die Zukunft: was soll, was kann geändert werden, damit Reha und Nachsorge längerfristig erfolgreich sind.

Susanne Weinbrenner verweist auf verschiedene Strategien zur Sicherung der Nachhaltigkeit von Reha-Maßnahmen, die auch zeitlich unterschiedlich verortet sind: vor, während und nach der Maßnahme. Sie beschreibt die Kriterien, die eine nachhaltig ausgerichtete Rehabilitation unter Berücksichtigung des bio-psycho-sozialen Denkansatzes erfüllen muss. Eine Vernetzung vielfältiger Akteure zur Erreichung von Reha-Zielen, insbesondere hinsichtlich der beruflichen Integration ist unverzichtbar. Die Reha und die Reha-Nachsorge der Zukunft sollten eine größere Passgenauigkeit der Angebote an die individuellen Bedarfe im Blick haben.

Um die Sicht eines niedergelassenen Arztes geht es im Beitrag von *Jens-Martin Träder*. Er weist darauf hin, dass beim Thema Nachsorge auch immer potentielle Schnittstellen und Barrieren in der Kommunikation Beachtung finden müssen. Hürden sind vor allem in den unterschiedlichen Zeit- und Arbeitsphasen unterschiedlicher Akteure zu sehen. Sie machen eine nahtlose und rasche Kommunikation schwierig. E-Mail-Kontakte und digitale Medien stellen aus der Sicht von Träder die Kommunikationsformen der Zukunft dar und werden die Nahtlosigkeit der Versorgung verbessern helfen.

Im letzten Abschnitt fassen *Nathalie Glaser-Möller und Ruth Deck* die Erkenntnisse der Tagung und den zukünftigen Handlungsbedarf zusammen.

Reha-Nachsorge – Aktuelle Entwicklungen
Einführung in das Thema

Ingrid Künzler und Nathalie Glaser-Möller

1 Einleitung

Die Deutsche Rentenversicherung Nord (DRV Nord) versteht sich nicht nur als Kostenträger, der jeden Reha-Antrag nach gesetzlich festgelegten Kriterien sorgfältig zu prüfen und im positiven Fall zu bewilligen hat, sie hat ein viel umfassenderes Verständnis ihres Auftrags. Sie soll mit den ihr zur Verfügung stehenden Mitteln erreichen, dass die Versicherten, die an einer chronischen Krankheit leiden oder erhebliche Gesundheitsrisiken haben, möglichst lange erwerbsfähig und erwerbstätig bleiben. Das ist einfacher gesagt als getan!

Die Reha-Forschung soll Wege erkunden, wie dieses Ziel erreicht werden kann. Genauso wichtig ist es, dass sich die Partner der medizinischen Versorgung - gemeinsam mit den Wissenschaftlern - mit den Forschungsergebnissen auseinandersetzen, um anschließend innovative Strukturen und Verfahren zu implementieren.

Aus dem Auftrag an die deutsche Rentenversicherung ergeben sich zwei Anforderungen:

1. Dafür zu sorgen, dass jeder Versicherte mit Reha-Bedarf rechtzeitig als solcher erkannt wird. Ich denke auch an diejenigen, die voraussichtlich keinen Reha-Antrag stellen werden, wie z.b. viele Versicherte mit Migrationshintergrund oder solche, die unter schweren psychosozialen Belastungen im Alltag leben. Nicht zu vergessen sind solche Kinder, die besonderen gesundheitlichen Risiken ausgesetzt sind, die eine normale altersgerechte Entwicklung verhindern. Wir müssen vermutlich unsere Rehabilitationsangebote viel mehr als bisher flexibilisieren, um die Bevölkerungsgruppen zu erreichen, die trotz Bedarf von unserem Behandlungsangebot nicht Gebrauch machen.

2. Die Reha-Prozesse sind so zu gestalten, dass die Versicherten nach Abschluss der Reha langfristig im Berufsleben bleiben.

Letzteres verweist auf das Thema des heutigen, siebten Reha-Symposiums, das vom Verein zur Förderung der Rehabilitationsforschung in Hamburg, Mecklenburg-Vorpommern und Schleswig-Holstein (*vffr*), der DRV Nord, der Berufsgenossenschaft für Gesundheitsdienste und Wohlfahrtspflege (BGW) und dem Institut für Sozialmedizin und Epidemiologie getragen wird.

2. Reha-Nachsorge – Aktuelle Entwicklungen

Das Thema der Reha-Nachsorge ist nicht neu. Im Jahr 2003 beschäftigte sich bereits das zweite Reha-Symposium mit dieser Thematik [1]. Vor zehn Jahren galt es vor allem zu prüfen, ob sich das Ergebnis der Reha durch eine anschließende Nachsorge langfristig sichern lässt. Aus den einzelnen Referaten wurde damals deutlich, dass die Reha-Nachsorge viel mehr als ein fakultatives Anhängsel der Reha ist. Die Nachsorge ist als fester Bestandteil des Reha-Prozesses zu betrachten.

Wie sieht die Lage aktuell aus? Es hat sich viel getan und es gibt heute eine Vielzahl unterschiedlicher Nachsorgeangebote. In dieser Vielfalt ist das Feld teilweise sogar unübersichtlich geworden. Es bleiben auch mehrere Fragen offen:

- Welche Nachsorgeangebote haben den Nachweis ihrer Wirksamkeit wissenschaftlich erbracht?
- Wie sollte eine bedarfsgerechte Nachsorge aussehen, damit das Ziel der Rehabilitation bei besonderen Problemen am Arbeitsplatz tatsächlich erreicht wird?
- Wie lässt sich eine qualitativ hochwertige Nachsorgeversorgung flächendeckend organisieren?
- Wie kann während der Nachsorge eine mit Vor- und Nachbehandlern abgestimmte Betreuung gewährleistet werden?

Unabhängig von den Forschungsfragen bleibt für die Rentenversicherungsträger einiges zu tun, allem voran die Vereinheitlichung ihrer eigenen Nachsorgeangebote, damit für alle Versicherten das gleiche Nachsorgeleistungsspektrum mit den gleichen administrativen Verfahren gilt.

Mit den genannten Themen und Fragen befasst sich das siebte Reha-Symposium. Viele Forschungsprojekte aus dem norddeutschen Raum und insbesondere Projekte, die der *vffr* gefördert hat, können auf diese Fragen Antworten liefern.

3 Der *vffr* - Forschungsförderung in Norddeutschland

Der Verein zur Förderung der Rehabilitationsforschung in Hamburg, Mecklenburg-Vorpommern und Schleswig-Holstein fördert vor allem praxisnahe Forschungsprojekte. Er richtet sich in erster Linie an Mitarbeiter von Reha-Einrichtungen, die aus ihrem Arbeitsalltag heraus Versorgungsdefizite feststellen und neue Ansätze erproben wollen, die auch auf den wissenschaftlichen Prüfstand gestellt werden sollen.

Reha-Forschungsinteressierte sollen an dieser Stelle ermuntert werden, einen Antrag auf Förderung ihrer Projektidee beim *vffr* einzureichen. Die dafür erforderliche Unterstützung erhalten sie in der Universität Lübeck von Frau PD Dr. Deck, in Greifswald von Herrn Prof. Kohlmann und Frau Dipl.-Psych. Buchholz und in Hamburg von Frau Dr. Buchholz.

Die DRV Nord unterstützt nun seit fast 20 Jahren den *vffr* finanziell. Ein zweiter wichtiger und treuer Zuwendungsgeber ist die Berufsgenossenschaft für Gesundheitsdienst und Wohlfahrtspflege. Daher ist es ausdrücklich begrüßenswert, dass diese Berufsgenossenschaft das heutige Symposium fachlich und finanziell unterstützt.

4 Ausblick

Der *vffr* und die DRV Nord unterstützen seit langem die rehawissenschaftliche Forschung, auch mit Hilfe von Veranstaltungen, wie die Reha-Symposien, die seit dem Jahr 2001 in regelmäßigen Anständen stattfinden. Es ist zu wünschen, dass auch die heutige Tagung dazu beiträgt, die Qualität der Reha und deren Nachhaltigkeit maßgeblich voran zu bringen. Ebenso wichtig ist die Umsetzung der Forschungsergebnisse in die tägliche Praxis der Rehabilitation. Diese fordert die Mitarbeit aller am Reha-Geschehen beteiligten Partner.

Ein weiterer wichtiger Schwerpunkt im Zusammenhang mit der Nachhaltigkeit der Reha ist die Berufswelt. Das Forschungsthema Arbeit und Rehabilitation ist ein wichtiges Themenfeld der DRV Nord. Sie hat sich daher dafür entschieden, eine Professur zu diesem Thema an der Universität Lübeck zu stiften. Die „Sektion Reha und Arbeitswelt" wird im Jahr 2014 am Institut für Sozialmedizin und Epidemiologie der Universität Lübeck ihre Arbeit aufnehmen.

Literatur

[1] Deck R, Glaser-Möller N, Mittag O (Hrsg). Rehabilitation und Nachsorge. Verlag Hans Jacobs, Lage 2004.

Reha-Nachsorge in der Rentenversicherung: Aktueller Stand

Rolf Buschmann-Steinhage

1 Einleitung

Leistungen zur medizinischen Rehabilitation dienen allgemein der Selbstbestimmung und der gleichberechtigten Teilhabe am Leben in der Gesellschaft (§ 1 SGB IX). Die Rehabilitationsleistungen der Rentenversicherung sollen im Besonderen die Leistungsfähigkeit im Erwerbsleben erhalten oder wiederherstellen, um das vorzeitige Ausscheiden aus dem Erwerbsleben zu verhindern: „Reha vor Rente" (§ 9 SGB VI). Beide Ziele sollen langfristig, möglichst dauerhaft erreicht werden. Oft ist dafür eine zeitlich eng begrenzte Leistung zur medizinischen Rehabilitation nicht ausreichend [1-3]. Reha-Nachsorge soll dann dazu beitragen, den langfristigen Erfolg der medizinischen Rehabilitation zu sichern.

Im Begriff „Reha-Nachsorge" ist bereits angelegt, dass sie keine eigenständige Leistung darstellt, sondern nach einer sog. Grundleistung, der eigentlichen medizinischen Rehabilitation, stattfindet. Die Bezeichnung „Nachsorge" wird oft problematisiert. Der Wortteil „Nach" werde assoziiert mit „nachrangig", also von geringerer Bedeutung. Und die Endung „Sorge" impliziere ein überholtes Rehabilitationsverständnis, wonach es darum gehe, jemanden mit Leistungen zu versorgen, statt diesen als aktiv Handelnden zu betrachten. „Sorge" kann man aber auch positiv verstehen, im Sinne von „Ich sorge für mich." Solange es keinen besseren Begriff gibt, wird wohl auch künftig von Nachsorge, konkreter: Reha-Nachsorge gesprochen werden.

2 Was ist Reha-Nachsorge?

Der Gesetzgeber spricht in § 31 Abs. 1 Satz 1 Nr. 1 SGB VI von nachgehenden Leistungen zur Sicherung des Erfolges der Leistungen zu Teilhabe. „Reha-Nachsorge kann erfolgen, wenn das gewünschte Ziel der Rehabilitation erreicht ist, aber noch stabilisierende Maßnahmen benötigt werden, um langfristig im Alltag erhalten zu bleiben, einzelne Teilziele im Rahmen der ambulanten oder stationären Rehabilitation weitgehend, aber noch nicht vollständig erreicht sind. Die Nachsorge ist dann Voraussetzung für die vollständige Erreichung der Teilziele, z. B. durch weitere Verbesserung noch eingeschränkter Fähigkeiten" [4]

(S.48). Zur Reha-Nachsorge gehören auch der Rehabilitationssport und das Funktionstraining als ergänzende Leistungen zur Rehabilitation nach § 44 Abs. 1 Nr. 3 und 4 SGB IX (vgl. [5])

> **§ 31 Abs. 1 Satz 1 Nr. 1 SGB VI**
> Als sonstige Leistungen zur Teilhabe können erbracht werden:
> 1. Leistungen zur Eingliederung von Versicherten in das Erwerbsleben, insbesondere nachgehende Leistungen zur Sicherung des Erfolges der Leistungen zur Teilhabe
>
> **§ 44 Abs. 1 Nr. 3 und 4 SGB IX**
> Die Leistungen zur medizinischen Rehabilitation und zur Teilhabe am Arbeitsleben der in § 6 Abs. 1 Nr. 1 bis 5 genannten Rehabilitationsträger werden ergänzt durch
> 3. ärztlich verordneten Rehabilitationssport in Gruppen unter ärztlicher Betreuung und Überwachung, einschließlich Übungen für behinderte oder von Behinderung bedrohte Frauen und Mädchen, die der Stärkung des Selbstbewusstseins dienen,
> 4. ärztlich verordnetes Funktionstraining in Gruppen unter fachkundiger Anleitung und Überwachung

Anders als im umfassenden Behandlungsansatz der medizinischen Rehabilitation werden in der Reha-Nachsorge meistens einzelne, in der vorangegangenen Rehabilitation erfolgreich begonnene Behandlungselemente ambulant und berufsbegleitend fortgesetzt. Die zeitlich begrenzten, an eine medizinische Rehabilitation anschließenden Nachsorge-Angebote sollen einen verstärkten Anstoß in Richtung Eigenaktivität leisten und so die Initiative der Betroffenen zu weiteren individuellen Nachsorgeaktivitäten fördern. In diesem Sinne kann man eine Reha-Nachsorge im engeren Sinne von einer Reha-Nachsorge im weiteren Sinne unterscheiden: Während die Reha-Nachsorge im engeren Sinne die Nachsorge-Angebote der Rentenversicherung meint, einschließlich des Rehabilitationssports und des Funktionstrainings, bezieht sich die Reha-Nachsorge im weiteren Sinne auf eine zeitlich unbegrenzte Phase der Nachsorge mit allen organisierten und/oder individuellen Aktivitäten, die Lebensstiländerungen und Krankheitsbewältigung fördern und so ebenfalls dem langfristigen Erhalt des Reha-Erfolgs dienen. Hier kann es sich um Angebote von Krankenkassen, Sportvereinen, Volkshochschulen usw. handeln sowie um Eigenaktivitäten der Versicherten. Auch die Mitarbeit in Selbsthilfegruppen gehört zur Reha-Nachsorge im weiteren Sinne.

„Aufgabe der Reha-Nachsorge ist es, mit unterschiedlichen indikationsbezogenen Schwerpunkten, den durch die vorangegangene Rehabilitationsleistung eingetretenen Erfolg weiter zu verbessern und nachhaltig zu sichern. Dazu gehören im Wesentlichen die weitere Verbesserung noch eingeschränkter Fähigkeiten, die Verstetigung von Lebensstiländerungen und Verstärkung der Selbstwirksamkeitseffekte, der nachhaltige und überprüfbare Transfer des Gelernten in den Alltag und die Förderung der persönlichen und sozialen Kompetenz. Nicht zuletzt trägt die Reha-Nachsorge zu einer Verbesserung der Verzahnung der medizinischen Versorgungskette und damit zur Minderung von Schnittstellenproblemen in der Gesundheitsversorgung bei. (…) Die Reha-Nachsorge dient der Flexibilisierung und Differenzierung der Angebote medizinischer Rehabilitation und ermöglicht es, die Effekte der Rehabilitation zu optimieren und zu stabilisieren" ([4] S.48).

In den Empfehlungen zur Weiterentwicklung der Reha-Nachsorge in der Rentenversicherung aus dem Jahr 2008 [6], die derzeit überarbeitet werden, sind folgende Indikationen für die Reha-Nachsorge genannt:

- Übungsbedarf bei fortbestehenden Einschränkungen
- Lebensstiländerung soll stabilisiert werden
- weitere Leistungen im Rahmen des Gesundheitstrainings erforderlich
- Rehabilitationsteilziel auf der kognitiven Ebene erreicht, aber Rehabilitationsteilziel auf der emotionalen Ebene (Selbstwirksamkeitserwartung) bei Entlassung instabil und nur mit professioneller Unterstützung zu sichern
- längerfristig modifikationsbedürftiger Stil der Krankheitsverarbeitung (Coping)
- längerfristiger Bedarf an strukturierter Unterstützung bei arbeitsplatzbezogenen Problemen.

Notwendig für die Einleitung der Reha-Nachsorge ist eine weiter bestehende positive Erwerbsprognose; ein Erwerbsminderungsrentenantrag ist kein Ausschlussgrund. Auch das Vorliegen von Arbeits(un)fähigkeit ist nicht entscheidend.

3 Zahlen zur Reha-Nachsorge

Im Jahr 2012 erbrachte die Rentenversicherung insgesamt 169.420 Nachsorgeleistungen, davon 78.617 (46,4%) für Männer und 90.803 für Frauen (53,6%, siehe Abb. 1). Der Vergleich mit dem Jahr 2004, in dem erst 24.935 Nachleistungen gezählt wurden, macht die rasante Entwicklung der Reha-Nachsorge deutlich.

Abbildung 1: Reha-Nachsorge der Rentenversicherung 2012

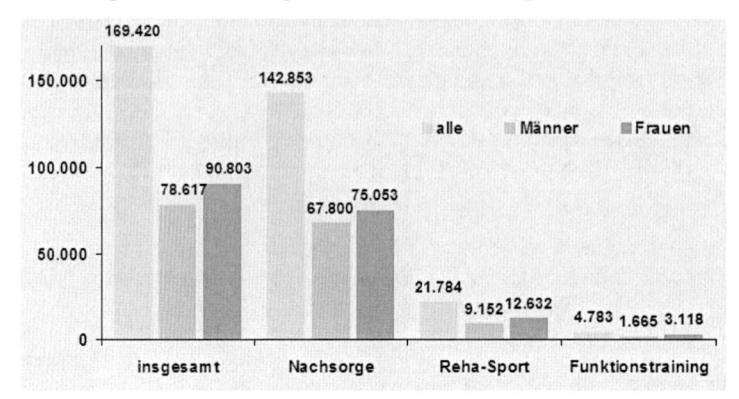

[Balkendiagramm mit folgenden Werten:
- insgesamt: alle 169.420, Männer 78.617, Frauen 90.803
- Nachsorge: alle 142.853, Männer 67.800, Frauen 75.053
- Reha-Sport: alle 21.784, Männer 9.152, Frauen 12.632
- Funktionstraining: alle 4.783, Männer 1.665, Frauen 3.118]

Quelle: Bereich 0760, Reha-Kurzbericht Tabelle 301.00 N

Der ganz überwiegende Teil dieser Leistungen entfiel 2012 auf die „normale" Reha-Nachsorge: 142.853 Leistungen, das sind 84,3%. Rehabilitationssport und Funktionstraining spielten mit 21.784 Leistungen (12,9%) bzw. 4.783 Leistungen (2,8%) eine deutlich geringere Rolle. Bezieht man die Reha-Nachsorge auf die vorausgegangenen Grundleistungen, d. h. Leistungen zur medizinischen Rehabilitation, dann findet nach 17,4% dieser Leistungen Reha-Nachsorge statt; bei Männern zu 15,9%, bei Frauen zu 19,0% (siehe Abb. 2). Rehabilitationssport erfolgte in 2,2% und Funktionstraining in 0,5% der Fälle.

Abbildung 2: Reha-Nachsorge in Relation zur Rehabilitation

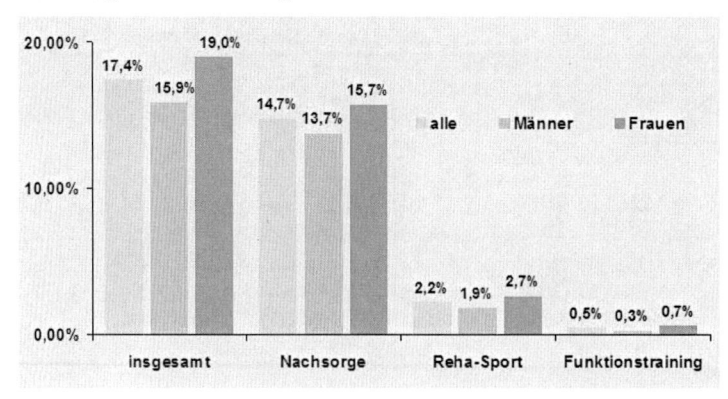

[Balkendiagramm mit folgenden Werten:
- insgesamt: alle 17,4%, Männer 15,9%, Frauen 19,0%
- Nachsorge: alle 14,7%, Männer 13,7%, Frauen 15,7%
- Reha-Sport: alle 2,2%, Männer 1,9%, Frauen 2,7%
- Funktionstraining: alle 0,5%, Männer 0,3%, Frauen 0,7%]

Quelle: Bereich 0760, Reha-Kurzbericht Tabelle 301.00 N,
Statistik Rehabilitation 2012, eigene Berechnung

Nach ambulanter medizinischer Rehabilitation findet Reha-Nachsorge viel häufiger statt als nach stationärer Rehabilitation. Das wird zum Beispiel an der Anschlussrehabilitation (AHB) der Deutschen Rentenversicherung Bund deutlich. Während nach einer stationären AHB in 12% der Fälle eine Reha-Nachsorge (jetzt ohne Rehabilitationssport und Funktionstraining) stattfindet, ist dies nach einer ambulanten medizinischen Rehabilitation zu 44% der Fall (siehe Abb. 3). Gleichzeitig ist zu erkennen, dass Reha-Nachsorge nach orthopädischer AHB häufiger vorkommt als nach kardiologischer AHB und dass der Rehabilitationssport in der Kardiologie in Form der Herzgruppen eine besondere Rolle spielt (15% nach kardiologischer AHB).

Abbildung 3: Nachsorge im Anschluss an AHB nach Indikation 2011 – DRV Bund

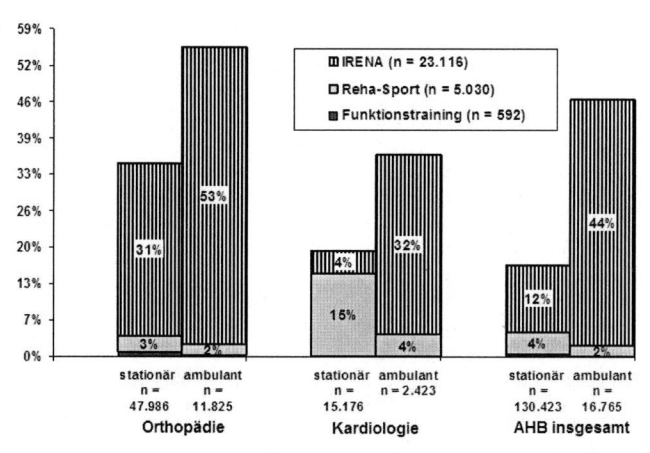

Quelle: Bereich 0430: RAD – durchgeführte Maßnahmen, Stand: 05/13

Die Reha-Nachsorge der Rentenversicherung setzt eine Empfehlung durch die Rehabilitationseinrichtung voraus. Hier fallen große Unterschiede zwischen den Indikationen und den Rehabilitationsformen auf. Während im Jahr 2011 insgesamt bei 17% der Rehabilitationsleistungen eine Reha-Nachsorge empfohlen wurde, waren es in der orthopädischen Rehabilitation mit 33% fast doppelt so viele. Bei stationärer orthopädischer Rehabilitation wurde zu 26% eine Nachsorge empfohlen, in der ambulanten mit 56% mehr als doppelt so oft (siehe Abbildung 4).

Die höhere Empfehlungsrate in der ambulanten Rehabilitation kann mit dem Interesse der Einrichtungen zusammenhängen, für ihre Rehabilitand(inn)en im selben Haus auch noch die Reha-Nachsorge zu erbringen, ist doch die Nachsorge in vielen Fällen ein eigenständiges Geschäftsfeld dieser Einrichtungen. Andererseits können Versicherte eher bereit sein, Reha-Nachsorge durchzuführen, wenn diese in derselben, ihnen schon durch die ambulante Rehabilitation bekannten Einrichtung stattfindet. Und wenn Rehabilitationseinrichtungen Reha-Nachsorge vor allem dann empfehlen, wenn erkennbar eine Bereitschaft der Rehabilitand(inn)en dazu besteht, kann dies einen Teil der Unterschiede zwischen ambulanten und stationären Rehabilitationseinrichtungen erklären.

Abbildung 4: Nachsorgeempfehlungen gesamt, Orthopädie gesamt, stationäre und ganztägig ambulante Leistungen

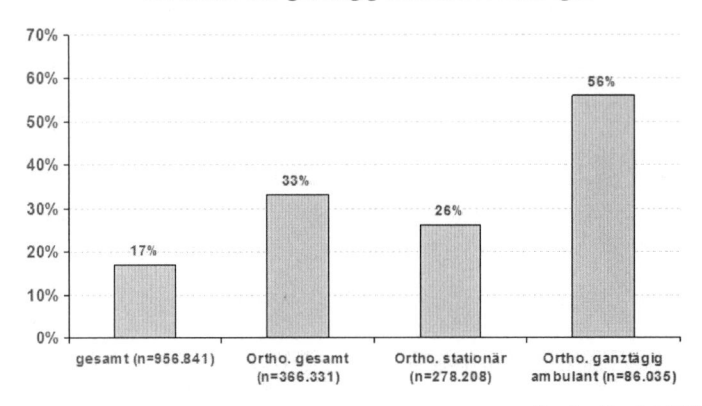

gesamt (n=956.841)	17%
Ortho. gesamt (n=366.331)	33%
Ortho. stationär (n=278.208)	26%
Ortho. ganztägig ambulant (n=86.035)	56%

Quelle: Bereich 0430, RST Reha 2011

Im Übrigen wird älteren Rehabilitand(inn)en die Reha-Nachsorge seltener empfohlen als etwas jüngeren. Die Empfehlungsquote in der stationären orthopädischen Rehabilitation liegt beispielsweise für 30- bis 39jährige Versicherte bei 33% gegenüber 20% bei den über 60jährigen. Am auffallendsten sind aber die Unterschiede zwischen den Einrichtungen. Abbildung 5 zeigt die Quote der Empfehlungen in 475 orthopädischen Rehabilitationseinrichtungen. Die großen Unterschiede sind durch eine unterschiedliche Zusammensetzung der Rehabilitand(inn)en in diesen Einrichtungen nicht zu erklären, sondern spiegeln offenbar einen stark unterschiedlichen Umgang mit der Reha-Nachsorge wieder: Offensichtlich wird nicht in allen Reha-Einrichtungen in gleicher Intensität auf eine Teilnahme der Rehabilitanden an Reha-Nachsorge hingewirkt.

Abbildung 5: Nachsorgeempfehlungen in orthopädischen Reha-Einrichtungen

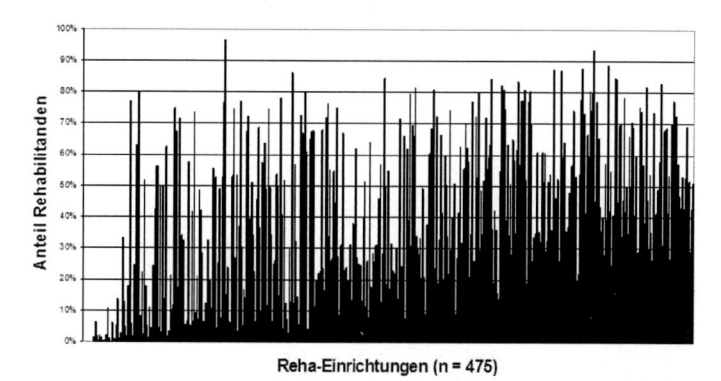

Reha-Einrichtungen (n = 475)

Quelle: Bereich 0430, RYD 2011 Rehabilitandenstruktur

Was wissen wir über die Wirkung der Empfehlungen, die in der Rehabilitation ausgesprochen werden? Eine Antwort gibt die Rehabilitandenbefragung aus der Reha-Qualitätssicherung. In der Befragung 2010-2011 gaben 46% der Versicherten an, die Rehabilitation habe sie dazu angeregt, Reha-Sport begonnen oder fortgesetzt zu haben, um die Gesundheit zu bessern oder zu erhalten (siehe Abb. 6). Bei 23 % der Befragten nach der Rehabilitation war dies für Programme zur intensiven Nachsorge der Fall.

Abbildung 6: Anregungen zur Reha-Nachsorge

Hat Sie die Reha dazu angeregt, etwas Neues zu beginnen oder eine bisherige Aktivität fortzusetzen, um ihre Gesundheit zu bessern oder zu erhalten?

73%	Veränderung meiner Lebensgewohnheiten
63%	Ausdauersport
54%	Ernährungsumstellung
53%	Krankengymnastik
46%	**Reha-Sport**
43%	Entspannungsübungen
35%	Gesundheits-Kurs
23%	**Programme zur intensiven Nachsorge**
10%	Selbsthilfe-/Gesprächsgruppe

Quelle: Bereich 0430 Rehabilitandenbefragung 2010-2011, stationär, Somatik

4 Angebote der Reha-Nachsorge

Für viele der Reha-Indikationen gibt es Reha-Nachsorgeangebote der meisten Rentenversicherungsträger, wie aus einer Umfrage der Deutschen Rentenversicherung Bund im Jahr 2012 hervorgeht:

- Orthopädie/Rheumatologie: alle 16 Rentenversicherungsträger
- Herz-Kreislauf: alle 16 Rentenversicherungsträger
- Psych. Störungen ohne Sucht: alle 16 Rentenversicherungsträger
- Neurologie: 15 Rentenversicherungsträger
- Sucht: 15 Rentenversicherungsträger
- Stoffwechsel/Verdauung: 13 Rentenversicherungsträger
- Onkologie: 4 Rentenversicherungsträger
- Angebote auch außerhalb von Reha-Einrichtungen: 11 Rentenversicherungsträger (insbes. Curriculum Hannover)
- zeitlich befristete Modellprojekte: 4 Rentenversicherungsträger

Zahlenmäßig spielt dabei die Intensivierte Rehabilitations-Nachsorge nach dem Modell IRENA mit rund 90.000 Leistungen von elf Rentenversicherungsträgern in 2011 die größte Rolle. Neun Rentenversicherungsträger führten rund 6.000 Nachsorgeleistungen im Bereich Psychotherapie-Psychosomatik nach dem Curriculum Hannover durch, drei Rentenversicherungsträger in 14.500 Fällen Medizinische Trainingstherapie (MTT). Drei regionale Angebote einzelner Rentenversicherungsträger seien erwähnt: Ambulantes Stabilisierungsprogramm ASP der Deutschen Rentenversicherung Baden-Württemberg (N=4.500), Ambulante Folgeleistung bei muskuloskelettalen Erkrankungen AFM der Deutschen Rentenversicherung Westfalen (N=4.400) und Medizinische Reha-Nachsorgeleistungen MERENA der Deutschen Rentenversicherung Rheinland-Pfalz (N=4.300).

Bei der Intensivierten Rehabilitations-Nachsorge nach dem Modell IRENA werden die therapeutischen Leistungen orientiert am Ziel der Reha-Nachsorge individuell und variabel aus drei verschiedenen Therapiefeldern als Leistungspakete zusammengestellt: (1) Übungs- und Trainingstherapie, (2) Problemverarbeitung, Verhaltensänderung, Entspannungstherapie und (3) Information, Motivation, Schulung. IRENA findet in (stationären oder ambulanten) Rehabilitationseinrichtungen statt, und zwar in Gruppen mit einer Therapiedauer von 90 bis maximal 120 Minuten pro Behandlungstag. Die Reha-Nachsorge ist in dem Jahr nach der medizinischen Rehabilitation zu erbringen; die Leistungen können zeitlich unterschiedlich verteilt werden, beispielsweise gleichverteilt oder initial verdichtet. Die maximale Anzahl der Termine beträgt 24, bei neurologischen

Erkrankungen 36 und bei psychischen Störungen 26 (einschließlich je eines Aufnahme- und Abschlussgesprächs). Physiotherapeutische oder trainingsbezogene Maßnahmen müssen zeitnah beginnen und innerhalb der ersten sechs Monate nach der Rehabilitation abgeschlossen sein.

Das Curriculum Hannover ist eine Reha-Nachsorge bei psychischen Störungen, die 25, in der Regel wöchentliche Doppelstunden in halbgeschlossenen oder geschlossenen Gruppen mit zusätzlichem Aufnahme- und Abschlussgespräch umfasst. Das Manual zum Curriculum Hannover beschreibt die zu bearbeitenden Problembereiche im zeitlichen Ablauf der Nachsorge. Dabei wird auf die Vernetzung mit der zuweisenden Klinik, der Integration der Reha-Berater sowie Kontakt zum behandelnden Arzt und zu Psychotherapeuten bei notwendiger weiterer Psychotherapie besonderen Wert gelegt. Neben Rehabilitationseinrichtungen kommen auch geeignete andere Institutionen (z. B. Beratungsstellen) für die Durchführung in Frage.

Die Medizinische Trainingstherapie (MTT) wird als Reha-Nachsorge bei orthopädischen und neurologischen Erkrankungen angeboten, wenn sie bereits erfolgversprechend während der Rehabilitation eingesetzt wurde. Die Medizinische Trainingstherapie ist ein gerätegestütztes Training, durch das die allgemeine und spezielle Leistungs- und Belastungsfähigkeit des menschlichen Organismus gesteigert werden soll. Dazu gehören folgende Leistungen:

- Förderung der allgemeinen konditionellen Voraussetzungen für das Muskelaufbautraining durch Vorbereitungsübungen, allgemeines Ausdauertraining, allgemeines Krafttraining,
- Entwicklung der organzentrierten Kondition durch spezifisches Beweglichkeits-, Koordinations-, Kraft- und Ausdauertraining,
- Aufbau und Festigung von motorischen Grundmustern sowie von Aktivitäten des täglichen Lebens (ADL) durch verschiedene Methoden der Physiotherapie, Kompensationsübungen.

MTT findet in der Regel an zwei Terminen pro Woche zu jeweils 60 Minuten statt. Als Leistungserbringer kommen insbesondere Physiotherapeuten und Krankengymnasten in Frage, die durch die Krankenversicherung für gerätegestützte Krankengymnastik oder Präventionskurse anerkannt sind und bestimmte weitere Qualitätsanforderungen erfüllen.

5   Selbsthilfe und Reha-Nachsorge

Wie die Reha-Nachsorge kann auch die Selbsthilfe die Nachhaltigkeit der Rehabilitation entscheidend fördern. Natürlich sind Selbsthilfegruppen keine Nachsorgeeinrichtungen und dürfen auch nicht als solche instrumentalisiert werden.

Nachsorge und Selbsthilfe stellen unterschiedliche Anforderungen an die Betroffenen, u. a. weil Selbsthilfegruppen in aller Regel ohne professionelle Begleitung arbeiten. In diesem Sinne ist Selbsthilfe anspruchsvoller als Reha-Nachsorge: Vielen Versicherten dürfte es leichter fallen, ein Angebot der Reha-Nachsorge anzunehmen, als aktiv in einer Selbsthilfegruppe mitzuarbeiten. Auch gibt es nicht für alle Reha-Indikationen flächendeckend einschlägige Selbsthilfegruppen. Die Anzahl der Selbsthilfegruppen und -organisationen kann auch nicht beliebig ausgeweitet werden. Deshalb wird die Selbsthilfe nur für eine Minderheit aller Rehabilitand(inn)en eine wichtige Rolle in der Reha-Nachsorge spielen können. Das ändert aber nichts daran, dass für die Rehabilitationseinrichtungen die Zusammenarbeit mit der Selbsthilfe, d. h. mit Selbsthilfegruppen, Selbsthilfeorganisationen und Selbsthilfekontaktstellen wichtig ist [7].

6   Aufgaben bei der Reha-Nachsorge

Damit Reha-Nachsorge stattfinden und erfolgreich sein kann, müssen verschiedene Institutionen und Personen zusammenwirken: Rehabilitationseinrichtungen, Rentenversicherungsträger, Nachsorgeeinrichtungen und nicht zuletzt die Versicherten selbst [8].

Die Aufgaben der Rehabilitationseinrichtungen beschränken sich nicht auf die bloße Empfehlung einer Reha-Nachsorge (vgl. [9]). Das Thema „Transfer in den Alltag" und "Verstetigung des in der Reha Erreichten" müssen von Anfang an das rehabilitative Handeln prägen. Gemeinsam mit dem/der Versicherten klärt das Reha-Team den Nachsorgebedarf. Besteht überhaupt die Notwendigkeit, den Reha-Erfolg durch Nachsorge zu stabilisieren bzw. vollständig zu erreichen und wenn „ja", wie sollte und kann das konkret aussehen? Dann ist zu vermitteln, dass Nachsorge notwendig ist, um die in der Rehabilitation erreichten Behandlungserfolge auch langfristig zu stabilisieren, und sind die Rehabilitanden zu motivieren, Nachsorgeangebote auch tatsächlich wahrzunehmen. Es reicht nicht aus, nur auf die Notwendigkeit von Nachsorge hinzuweisen, es müssen auch gezielte, individuell zugeschnittene Informationen (z. B. im Rahmen der Gesundheitsbildung bzw. Patientenschulung) vermittelt werden, welche Angebote persönlich in Frage kommen und in der jeweiligen individuellen Situation (Wohnumfeld, berufliche Situation) zu realisieren sind [4]. Es geht um eine sorgfältige und einvernehmliche Planung all der Schritte, die für die erfolgreiche Durchführung der Reha-Nachsorge erforderlich sind. Neben die Handlungsplanung zu Art, Ort und Zeit der Nachsorge tritt die Bewältigungsplanung, in der geklärt wird, wie mit antizipierten Schwierigkeiten und Hindernissen umgegangen werden kann. Und im Zweifelsfall ist eine zweitbeste Form der Reha-Nachsorge, die auch wirklich durchgeführt wird, wirksamer als die optimale Form, deren Realisierung an subjektiven oder objektiven Hindernissen scheitert (vgl. [10]). Ein Nachsorgebeauftragter, der in der Rehabilitationseinrichtung die Informationen über Nachsorgeangebote zusammenträgt und aktuell hält, ist als Ansprechpartner für die Mitglieder des Reha-Teams, die Nachsorge mit den Rehabilitand(inn)en planen, sehr hilfreich.

Die Rentenversicherung und die Rentenversicherungsträger sind mehr als ein Kostenträger, der die Reha-Nachsorge bloß finanziert. Im Rahmen ihrer Strukturverantwortung (§ 13 Abs. 1 SGB VI) formulieren sie Kriterien für den Nachsorgebedarf als Hilfestellung für die Rehabilitationseinrichtungen und sind (mit)verantwortlich dafür, dass Nachsorgeangebote und Nachsorgeeinrichtungen in ausreichender Zahl und Qualität vorhanden sind. Das wird flächendeckend nur gelingen, wenn Reha-Nachsorge nicht nur an den – dafür besonders qualifizierten – Rehabilitationseinrichtungen stattfindet.

Die Nachsorgeeinrichtungen führen die Reha-Nachsorge durch. Durch ein internes Qualitätsmanagement stellen sie deren Qualität sicher. Und während der Durchführung der Reha-Nachsorge haben sie bereits die Fortführung der gesundheits- und teilhabeförderlichen Aktivitäten über die Reha-Nachsorge im engeren Sinne hinaus im Blick. Sie planen das gemeinsam mit den Versicherten und motivieren diese.

Entscheidend für den Erfolg der Reha-Nachsorge (wie auch schon für die Rehabilitation selbst) ist letztlich die aktive Mitwirkung derjenigen, um die es geht, also der Versicherten. Ohne sie sind alle Bemühungen der professionellen Akteure in Rehabilitation und Nachsorge vergebens. Deshalb ist die Information und Motivation der Versicherten von Anfang an so wichtig.

7   Forschungsprojekte zur Reha-Nachsorge

Die Weiterentwicklung der Reha-Nachsorge war und ist begleitet durch viele Forschungsprojekte, die neue Möglichkeiten der Nachsorge entwickeln und erproben. An dieser Stelle kann dazu nicht mehr als ein grober Überblick gegeben werden. Sowohl die Forschungsförderung der einzelnen Rentenversicherungsträger (z. B. die der Deutschen Rentenversicherung Nord über den *vffr* (www.reha-vffr.de) und der Deutschen Rentenversicherung Rheinland über das Refonet (www.refonet.de)) als auch die der Deutschen Rentenversicherung Bund als Grundsatz- und Querschnittaufgabe legen einen Schwerpunkt auf Projekte zur Evaluation bestehender, vor allem aber zur Entwicklung und Erprobung neuer Modelle der Reha-Nachsorge. Das begann schon im Förderschwerpunkt „Rehabilitationswissenschaften" der Rentenversicherung gemeinsam mit dem Bundesministerium für Bildung und Forschung (1998-2005, vgl. [11]) und lässt sich auch an vielen Beiträgen bei den Rehabilitationswissenschaftlichen Kolloquien verfolgen.

Aktuell befassen sich im Forschungsschwerpunkt „Nachhaltigkeit der medizinischen Rehabilitation durch Vernetzung" des Bereichs Reha-Wissenschaften der

Deutschen Rentenversicherung Bund allein fünf, in Kürze abgeschlossene Projekte mit der Reha-Nachsorge:

- Lebensstil-aendern.de – Videobasierte Internetplattform zur Unterstützung einer nachhaltigen Lebensstilmodifikation im Alltag (Grande, Leipzig): videogestützte Best-Practice-Beispiele gelungener Lebensstilmodifikation, beschrieben von "erfolgreichen" Patienten (nur ♡ & Rücken)
- Entwicklung und Evaluation einer indikationsübergreifenden internetbasierten Nachsorgemaßnahme zur Verbesserung der beruflichen Reintegration (Zwerenz, Mainz): mit der stationären Behandlung vernetzte, internetbasierte, berufsbezogene Schulungsmodule
- Aufbau eines Web-basierten Zentrums "Reha-Nachsorge" in Deutschland (Schramm / Deck, Beitrag in diesem Band): Aufbau einer Website mit indikationsspezifischer Datenbank zu bundesweit vorhandenen Nachsorgeangeboten www.nachderreha.de
- Verbesserung der Vernetzung und Nachhaltigkeit der medizinischen Rehabilitation zur Steigerung der Bewegungsaktivität bei Frauen mit Brustkrebs (Mau, Halle): während der Rehabilitation Planung individueller konkreter Bewegungsaktivitäten in einer ambulanten Reha-Sport-Gruppe, dazu gezielte Information des weiterbehandelnde Arztes
- Psychotherapeutische E-Mail-Nachsorge zur Förderung der Nachhaltigkeit des Rehabilitationserfolges von Patienten mit psychischen Erkrankungen am Beispiel von Angsterkrankungen (Watzke, Hamburg): einmal wöchentlich E-Mail-Kontakt (in der Regel mit Bezugstherapeuten aus der Reha-Einrichtung) für 12 Wochen.

Gemeinsam mit dem Bundesministerium für Bildung und Forschung (BMBF) und der Krankenversicherung fördert die Deutsche Rentenversicherung auch im Förderschwerpunkt „Chronische Krankheiten und Patientenorientierung" (www.forschung-patientenorientierung.de) eine ganze Reihe von Vorhaben zur Reha-Nachsorge:

- Rehabilitationsnachsorge - Optimierung und Transfer des "neuen Credo" = Fortsetzung von Rehabilitationsnachsorge - ein neues Credo für Rehabilitationskliniken Deck, Lübeck; (vgl. [12-13]).
- Gestufte bewegungsorientierte Rehabilitation und Nachsorge bei Patienten mit entzündlichen und nicht-entzündlichen Erkrankungen des Bewegungssystems (boRN) (Mau, Halle)
- Evaluation von berufsorientierten stationären und post-stationären Maßnahmen bei kardiologischen Rehabilitanden mit berufsbezogenen Problemen (Karoff, Ennepetal)

handschriftliche Notiz oben: für Adipöse: 5 Telefonate, große Machbarkeit, hohe Akzeptanz, Effekt auf Bew.-Verhalten, aber nicht auf Gewicht. Adaption auf andere Indikationen ist möglich

- Chronifizierungsprozesse, Patientenkarrieren und -bedarfe bei Angst- und depressiven Erkrankungen: Ist-Analyse & Evaluation einer Case Management-Unterstützung (Melchior, Hamburg)
- Evaluation einer Planungsintervention mit telefonischer Nachsorge zur Aufrechterhaltung körperlicher Aktivität im Alltag (Faller, Würzburg)
- Evaluation einer online-basierten Transferförderung nach stationärer Depressionstherapie (OTF-D) (Berking, Beitrag in diesem Band)
- Wirksamkeit und Nachhaltigkeit eines internet-vermittelten post-stationären Verhaltenstrainings für Patienten mit chronischen Rückenschmerzen (Kordy, Heidelberg).

Neben dem Bereich Reha-Wissenschaften fördert auch die Abteilung Rehabilitation der Deutschen Rentenversicherung Bund Forschungsprojekte zur Reha-Nachsorge:

- Förderung eines aktiven Bewegungs-Alltags bei orthopädischen und kardiologischen Rehabilitanden (Lippke, Bremen)
- Ergebnisqualität einer Web-basierten Tele-Nachsorge nach stationärer Entwöhnungsbehandlung (Missel, Daun)
- Intensivierte Medizinisch-Beruflich Orientierte Reha-Nachsorge - IMBORENA (Bethge, Beitrag in diesem Band)
- Evaluation des Intensivierten Rehabilitations-Nachsorgeprogramms (IRENA) der Deutschen Rentenversicherung Bund (Schubert et al., Halle).

Neben der relativ großen Zahl der Forschungsvorhaben wird deutlich, dass sich viele Weiterentwicklungen mit der Reha-Nachsorge unter Nutzung elektronischer Medien beschäftigen, vom Telefon über SMS und E-Mail bis zu Live-Chats im Internet. Die Funktion dieser Nachsorgeangebote ist unterschiedlich. Es kann sich um die beratende und motivationale Unterstützung bei der Umsetzung der Reha-Nachsorge handeln oder um eine Art Case Management. Gruppenangebote aus der Rehabilitation können als Internet-Chat fortgeführt werden. Nachsorge via E-Mail oder Internet kann eine Brücke schlagen bis zur Aufnahme einer Psychotherapie. Und schließlich können Internetprogramme eine eigenständige therapeutische Funktion haben. Chancen und Grenzen dieser Nachsorgemöglichkeiten, die bislang nicht in die Routine der Reha-Nachsorge Eingang gefunden haben, stellt der Beitrag von Mau in diesem Band im Einzelnen dar. Ein Überblick über internetgestützte Gesundheitsinterventionen findet sich in [14] Baumeister et al. (2013; vgl. auch [15-17].

8 Aktuelle Diskussion zur Reha-Nachsorge

Die Deutsche Rentenversicherung verstärkt zur Zeit ihre Bemühungen, die zum Teil noch unterschiedlichen Nachsorgeangebote der einzelnen Rentenversicherungsträger einander anzugleichen. Ziel ist, jedem/jeder Versicherten in einer Rehabilitationseinrichtungen bei entsprechendem Bedarf ein adäquates Nachsorgeangebot machen zu können, unabhängig davon, bei welchem Rentenversicherungsträger er/sie versichert ist. Zur Angleichung gehört auch eine Vereinheitlichung der Rechtsgrundlage für die Reha-Nachsorge (künftig voraussichtlich nur noch § 31 Abs. 1 Satz 1 Nr. 1 SGB VI statt wie bisher auch § 15 SGB VI) und der Regelungen zur Fahrkostenerstattung (z. B. fünf Euro pro Nachsorgetermin).

Um flächendeckend bedarfsgerechte Reha-Nachsorge zu ermöglichen, muss der Kreis der Nachsorgeeinrichtungen deutlich über den Kreis der Rehabilitationseinrichtungen hinaus erweitert werden, z. B. in Richtung besonders qualifizierter Krankengymnastikpraxen oder Einrichtungen der Erweiterten Ambulanten Physiotherapie (EAP). Bedarfsgerechte Reha-Nachsorge bedeutet auch, ein abgestuftes System von Angeboten vorzuhalten, in dem vermutlich nur eine Minderheit von Versicherten eine eher aufwendige komplexe, multimodale Nachsorge benötigt, die Behandlungselemente aus verschiedenen Therapierichtungen umfasst, z. B. Physiotherapie, Schulung und Psychoedukation. Das kann z. B. bei mehrdimensionalem Unterstützungsbedarf im Zusammenhang mit arbeitsbezogenen Problemen der Fall sein oder zur Stabilisierung einer weitgehenden Lebensstiländerung. Für eine Mehrheit von Versicherten mit Nachsorgebedarf dürfte ein einfacheres, unimodales Angebot (z. B. nur Physiotherapie) angemessen sein, möglicherweise auch deshalb, weil sie ein aufwendigeres multimodales Programm angesichts beruflicher und familiärer Verpflichtungen zeitlich nicht realisieren können.

Analog zur medizinischen Rehabilitation selbst, wo die berufliche Orientierung als Medizinisch-beruflich orientierte Rehabilitation (MBOR; vgl. [18]) immer mehr an Bedeutung gewinnt, sollte auch die Reha-Nachsorge der Rentenversicherung sich noch stärker an den beruflichen Anforderungen orientieren (siehe dazu Beiträge von Bethge, Vogel, Niemann und Goedecker-Geenen in diesem Band). Aus rechtlichen Gründen sind Nachsorgeleistungen im Sinne von § 31 Abs. 1 Satz 1 Nr. 1 SGB VI nach einer Rehabilitation bei Kindern und Jugendlichen (§ 31 Abs. 1 Satz 1 Nr. 4 SGB VI) und einer onkologischen Rehabilitation für Rentner(innen) und Angehörige (§ 31 Abs. 1 Satz 1 Nr. 3 SGB VI) derzeit nicht möglich. Da aus rehabilitationsmedizinischer Sicht Reha-Nachsorge gerade auch bei diesen Indikationen notwendig sein kann, sollte ein Weg gefunden werden, für diesen Personenkreis ebenfalls Reha-Nachsorge anbieten zu können.

Die Nutzung elektronischer Medien bietet ganz neue Möglichkeiten der Reha-Nachsorge, anstatt einer klassischen Nachsorge oder diese ergänzend, z. B. zusätzlich motivierend. Ermutigende Ergebnisse von Forschungsprojekten sollten zur Grundlage von Modellversuchen gemacht werden, die solche Ansätze wissenschaftlich begleitet in der Routine einsetzen.

Die „klassische" Auffassung, wonach Reha-Nachsorge erst bzw. nur einsetzt, wenn die Reha-Ziele bereits erreicht sind und diese nur noch stabilisiert werden müssen, greift zu kurz. In vielen Fällen müssen wir uns von der Vorstellung verabschieden, dass die Reha-Ziele (insbesondere funktionelle Verbesserungen) schon während der Rehabilitation vollständig erreicht werden können. Insgesamt bietet es sich daher an, die „normale" medizinische Rehabilitation und die Reha-Nachsorge als Einheit zu denken und sie auch so den Versicherten zu vermitteln, und zwar auch dann, wenn Rechtsvorschriften eine formale Trennung beider Leistungsangebote (noch) verlangen. Das entspricht der Idee der medizinischen Rehabilitation als einer wichtigen und langfristig wirksamen Leistung zur Sicherung von Selbstbestimmung und Teilhabe.

Literatur:

[1] Haaf H.G. (2005): Ergebnisse zur Wirksamkeit der Rehabilitation. Die Rehabilitation 44(5), 259-276

[2] Hüppe A, Raspe H (2005): Zur Wirksamkeit von stationärer medizinischer Rehabilitation in Deutschland bei chronischen Rückenschmerzen: Aktualisierung und methodenkritische Diskussion einer Literaturübersicht. Die Rehabilitation 44(1): 24-33

[3] Schliehe F., Haaf H. G. (1996): Zur Effektivität und Effizienz der medizinischen Rehabilitation. Deutsche Rentenversicherung, Heft 10-11, 666-689

[4] DRV Bund (Hrsg.): Rahmenkonzept zur medizinischen Rehabilitation in der gesetzlichen Rentenversicherung. Berlin 2007

[5] BAR-Rahmenvereinbarung über den Rehabilitationssport und das Funktionstraining. Neufassung in Kraft getreten am 1.Januar 2011).

[6] DRV Bund (Hrsg.): Empfehlungen zur Weiterentwicklung der Reha-Nachsorge in der Rentenversicherung. Berlin 2008

[7] Buschmann-Steinhage, R.: Bedeutung der Selbsthilfe für die Rehabilitation aus der Sicht der Ren-ten-versicherung. In: Borgetto, B. & Klein, M. (Hrsg.): Rehabilitation und Selbsthilfe. Forschungsbericht 009 Gesundheitsforschung des Bundesministeriums für Gesundheit, Berlin, Mai 2007, S.100-110.

[8] Deck R., Glaser-Möller N., Mittag O. (Hrsg.): Rehabilitation und Nachsorge. Lage: Jacobs 2004

[9] BAR (Hrsg.): Praxisleitfaden: Strategien zur Sicherung der Nachhaltigkeit von Leistungen zur medizinischen Rehabilitation. Frankfurt 2008

[10] Gerdes N., Bührlen B., Lichtenberg St., Jäckel W. H.: Rehabilitationsnachsorge. Analyse der Nachsorgeempfehlungen und ihrer Umsetzung. Regensburg: Roderer Verlag 2005

[11] Zwingmann C, Buschmann-Steinhage R, Gerwinn H, Klosterhuis H (2004): Förderschwerpunkt „Rehabilitationswissenschaften": Ergebnisse – Umsetzung – Erfolge und Perspektiven. Die Rehabilitation 43(5): 260-270

[12] Deck R., Schramm S., Hüppe A.: Begleitete Eigeninitiative nach der Reha („neues Credo") – ein Erfolgsmodell? Rehabilitation 2012; 51: 316–325

[13] Schramm S., Hüppe A., Jürgensen M., Deck R.: Begleitete Eigeninitiative nach der Reha („Neues Credo") – Langzeitergebnisse der quasiexperimentellen Interventionsstudie. Die Rehabilitation 2013, DOI 10.1055/s-0033-1358388

[14] Baumeister H., Lin J. & Ebert D.: Expertise im Rahmen des von der DRV-Bund geförderten Projektes „Internetbasierte Gesundheitsinterventionen: Stand der Forschung und Implementierungsmöglichkeiten in der medizinischen Rehabilitation". Freiburg 2013

[15] Lin J., Ebert D. D., Lehr D., Berking M., Baumeister H.: Internetbasierte kognitiv-behaviorale Behandlungsansätze: State of the Art und Einsatzmöglichkeiten in der Rehabilitation. Die Rehabilitation 2013, 52(3), 155-163

[16] Ebert D. D., Hannig W. Tarnowski T., Sieland B., Götzky B., Berking M.: Web-basierte Rehabilitationsnachsorge nach stationärer psychosomatischer Therapie (W-RENA). Die Rehabilitation 2013, 52(3), 164-172

[17] Theissing J., Deck R., Raspe H.: Liveonline-Nachbetreuung bei Patienten mit abdominaler Adipositas in der kardio-diabetologischen Rehabilitation: Ergebnisse einer randomisierten, kontrollierten Studie. Die Rehabilitation 2013, 52(3), 188-195

[18] Streibelt M, Buschmann-Steinhage R (2011): Ein Anforderungsprofil zur Durchführung der medizinisch-beruflich orientierten Rehabilitation aus der Perspektive der gesetzlichen Rentenversicherung. Die Rehabilitation 50(3): 160-167

Aufbau des bundesweiten webbasierten Zentrums „Reha-Nachsorge" (ZeReNa): Status Quo

Susanne Schramm, Christian Himstedt und Ruth Deck

1 Hintergrund

Innerhalb der deutschen Bevölkerung stieg die generelle Nutzung des Internets in Hinblick auf gesundheitsbezogene Themen zwischen 2005 und 2007 von 44% auf 57% an; 37% der Befragten betrachten das Internet als wichtigstes Informations- und Kommunikationsmedium im Kontext der Gesundheitsversorgung. So lauten u.a. die Ergebnisse der EU-geförderten Studie „eHealth-Trends 2005-2007", in der etwa 1000 Bundesbürger im Alter zwischen 15 und 80 Jahren zu ihrem Onlineverhalten befragt wurden [1-3]. Nach Cain et al. (2000) ist dabei grundsätzlich zwischen folgenden drei User-Typen zu unterscheiden: 1. „The Well", sprich die Gesunden (60%): Sie suchen im Internet vorrangig nach Informationen zu Prävention und/ oder Wellness. 2. die Neudiagnostizierten (5%): Sie suchen in der Zeit nach Diagnosestellung insbesondere nach spezifischen krankheitsbezogenen Informationen sowie 3. die chronisch Kranken und ihre Angehörigen/ Betreuer (35%): Sie suchen häufiger nach Gesundheitsinformationen als die Gesunden und haben eine stärkere Bindung an das Internet (vgl. [4] S. 346). Nach Studienergebnissen zum Online-Einsatz in Arztpraxen sind 64% der Mediziner im Durchschnitt drei Stunden pro Woche auf der Suche nach medizinischen Informationen (88%) oder Fachartikeln (72% [5]).

Diese Entwicklungen kennzeichnen den steigenden Bedarf auf beiden Seiten des Versorgungssystems (Betroffene und deren Angehörige vs. Professionelle) und gehen mit einer starken Zunahme gesundheitsbezogener Angebote im Internet einher: Allein in Deutschland werden laut Schätzungen mehr als eine halbe Million Webpages mit gesundheitsbezogenem Inhalt vorgehalten [6]; die Qualität der Webseiten variiert dabei allerdings sehr stark [7]. Viele Seiten bieten oberflächliche, veraltete, nicht strukturierte und / oder in der Qualität nicht nachvollziehbare Informationen an; Meinungen von Laien finden sich vermischt mit Aussagen von Fachleuten oder Produzenteninformationen [8]. In Abbildung 1 sind die derzeit „nachgefragtesten" deutschen Gesundheitsportale und deren Zugriffsraten benannt;

hierbei handelt es sich allerdings um allgemeingültige, wenig spezifische Portale, die in mehr oder weniger strukturierter Art und Weise Informationen über Krankheiten und Medikation, aber auch weniger assoziierte Themen - wie z.B. Schwangerschaft - vorhalten. Darüber hinaus werden diverse Plattformen zum Austausch (Foren) angeboten; aber auch die Suche nach Ärzten und die Bewertung der aufgefundenen / aufgesuchten Praxen ist möglich (z.B. Jameda).

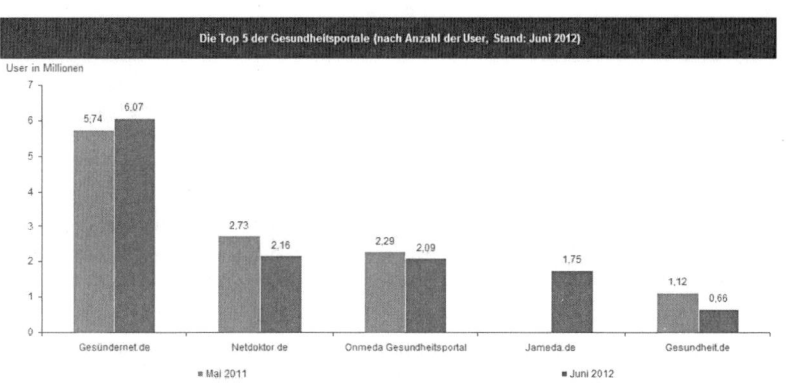

Abbildung 1: Gesundheitsportale – Top 5

Der Stellenwert der Nachsorge innerhalb des rehabilitativen Versorgungsprozesses - insbesondere für chronisch Kranke - steht mittlerweile außer Frage [9]. Folgt man der Definition von Klosterhuis et al. [10] und versteht unter Reha-Nachsorge jedwede Maßnahme, die eine langfristige Sicherung des Reha-Erfolgs fördert, so ist das Angebot immens, wenig überschaubar und das Spektrum reicht von der stufenweisen Widereingliederung bis zur professionell geleiteten, konzeptionell gestützten Behandlung: Für eine Vielzahl von Indikationen und Problembereichen wurden spezifische Nachsorgeangebote entwickelt (Übersicht siehe [11]); bestimmte Programme (z.B. IRENA [Intensivierte Rehabilitationsnachsorge] der DRV Bund) bzw. Therapien (z.B. Reha-Sport nach § 44 Abs. 1 Nr. 3 und 4 SGB IX) haben sich bundesweit etabliert. Dennoch besteht in der Realität eine ungenügende Vernetzung stationärer / ambulanter Rehabilitation und weiterer integrierter (Nach-)Behandlungsangebote in den konkreten Lebensraum der Betroffenen hinein; zielführende Nachsorgepläne sowie konkrete Empfehlungen liegen selten vor oder scheitern an den Schnittstellen zu den nachbehandelnden Akteuren [9], [12-13]. Die fehlende Systematik hinsichtlich des Gesamtangebots und die relative Unübersichtlichkeit hinsichtlich der einzelnen Maßnahmen und der unterschiedlichen Anbieter erschweren sowohl verbindliche Vernetzung als auch konkrete Zuweisungen.

Die Schlagwort-Suche „Reha- / Nachsorge" führte innerhalb der fünf wichtigsten deutschen Gesundheitsportale (vgl. Abbildung 1) zu ganz unterschiedlichen Trefferquoten: Auf „Gesündernet.de" erhält man beispielsweise 110 Querverweise als Ergebnis, die vorrangig Einrichtungsbewertungen (aus Rehabilitanden-Sicht) beinhalten; „Gesundheit.de" generiert mit derselben Suchstrategie die wenigsten, nämlich lediglich 5 Treffer, die mehr oder weniger lose mit dem Thema verknüpft sind. Zu eindeutigen Reha-Nachsorgeangeboten führte keine der Abfragen. Vor dem Hintergrund einer fehlenden (systematischen) Synopse verfügbarer Angebote wurde - gefördert von der DRV Bund- am Institut für Sozialmedizin und Epidemiologie (ISE) der Universität zu Lübeck innerhalb der letzten drei Jahre (ab Dezember 2010) der Aufbau eines webbasierten Zentrums Reha-Nachsorge (ZeReNa) realisiert: Aufbauend auf einer systematischen Übersicht wird eine Datenbank erstellt und mit der Homepage www.nachderReha.de verknüpft; enthalten sind die relevanten Informationen (über standardisierte telefonische Interviews erhoben) für jedes registrierte Reha-Nachsorgeprogramm. Dies ermöglicht bedarfsorientierte User-Abfragen (Betroffene / Angehörige vs. Professionelle) zu Reha-Nachsorgeangeboten mit regionalem Bezug (Suche über Postleitzahlen). Für beide genannten Zielgruppen wird ein eigenständiger Bereich zur Verfügung gestellt.

2 Methodik

Grundlage für den Aufbau des webbasierten Zentrums ist eine systematische Übersichtsarbeit, die im Einzelnen die folgenden Arbeitsschritte beinhaltet:

- *Suche*

Um die Wahrscheinlichkeit für eine Vollerhebung der bundesweit verfügbaren Versorgungsangebote zur Reha-Nachsorge zu maximieren wurden:

a) Systematische Recherchen (ab dem Jahr 2000) in den bibliographischen Datenbanken MEDLINE/ EMBASE/ PSYNDEX (via OVID), CCTR93[1]/ CDSR93[2]/ SOMED/ AR96[3] (via DIMDI), PUBMED und REHADAT durchgeführt.

b) Bundesweit alle rehabilitationsmedizinischen Kliniken (n=803) und Kostenträger (n=165) konsultiert (Expertenkonsultation) sowie

c) die Referenzlisten relevanter Publikationen und themenbezogener Monographien gesichtet (Handsuche).

- *Selektion*

Eine Differenzierung zwischen relevanten/ irrelevanten Reha-Nachsorgeangeboten ist -bei der Vielzahl der Maßnahmen und Konzepte, die unter dem Begriff der Nachsorge subsummiert werden- ohne vorangegangene Begriffsbestimmung nicht möglich. Im 2-rundigen Konsens-Verfahren wurde deshalb in Kooperation mit dem Projektbeirat (n=10) eine Definition verabschiedet. Die formulierten Mindestanforderungen wurden um Selektionskriterien ergänzt und liegen dem Auswahlverfahren[4] zu Grunde.

- *Bewertung*

Während die Begriffsbestimmung die formalen Mindestanforderungen an Reha-Nachsorgeprogramme beinhaltet, ermöglichen die im Delphi-Verfahren (Projektbeirat) erarbeiteten Qualitätskriterien sowie methodische Bewertungen (Level of Evidence und Bewertung der Validität sofern Evaluationsstudien vorliegen) die Erstellung eines nachsorgespezifischen Qualitätsprofils. Dies soll der Vergleichbarkeit der Programme untereinander dienen und insbesondere deren Relevanz, Wissenschaftlichkeit und Praktikabilität abbilden.

- *Synthese*

Gemäß der verschiedenen Suchstrategien (siehe oben) werden zwei Arten der Synthese verlangt: Aus den aus Schritt a und c aufgefundenen Publikationen werden die nötigen Informationen - nach methodischer Bewertung (LoE, Validität) - extrahiert und in die Datenbank überführt. Für den Zu-

---

[1] Cochrane Central Register of CTs
[2] Cochrane Database of SRs
[3] Deutsches Ärzteblatt
[4] Für die systematischen Recherchen in den Datenbanken = zweistufiger Selektionsprozess: 1. Titel-/ Abstraktscreening, 2. Volltext

gangsweg über die Reha-Einrichtungen (Schritt b: Konsultationen) werden standardisierte telefonische Interviews durchgeführt und die entsprechenden Daten mündlich erhoben. Nach finaler Aufbereitung der Datenbank (Vereinheitlichung von Schlagworten, inhaltliche Gruppierung) werden die Ergebnisse der Übersichtsarbeit den Usern der Internetplattform zugänglich gemacht. Aufbau und Einrichtung der Webpage erfolgen mittels CMS (Content Management System) unter Einbindung einer relationalen Datenbank (MySQL).

3 Ergebnisse

In Entsprechung zur Planung der Durchführung unseres Vorhabens wurden bislang folgende „Meilensteine" erreicht:
Die aktuellen Ergebnisse zur *Suche* sind zusammenfassend in Abbildung 2 dargestellt.

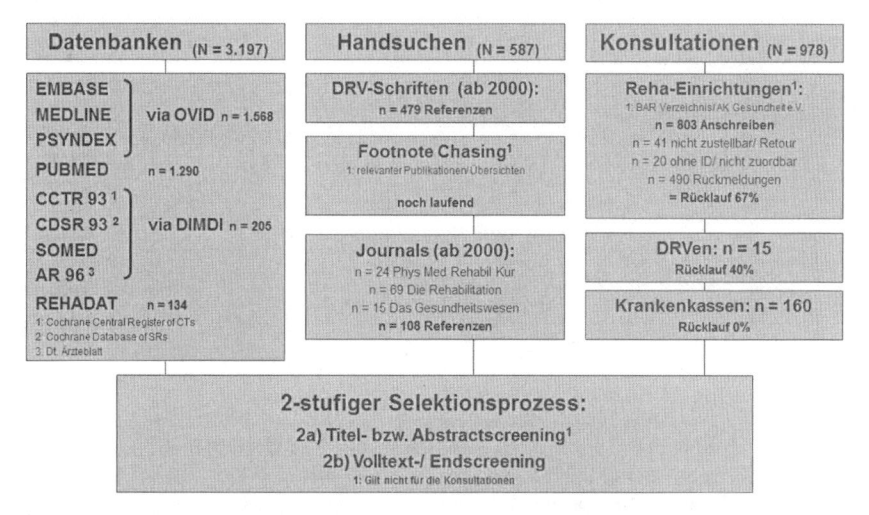

Datenbanken (N = 3.197)	Handsuchen (N = 587)	Konsultationen (N = 978)
EMBASE, MEDLINE, PSYNDEX, PUBMED via OVID n = 1.568 n = 1.290 CCTR 93 [1], CDSR 93 [2], SOMED, AR 96 [3] via DIMDI n = 205 REHADAT n = 134 1: Cochrane Central Register of CTs 2: Cochrane Database of SRs 3: Dt. Ärzteblatt	DRV-Schriften (ab 2000): n = 479 Referenzen Footnote Chasing[1] 1: relevanter Publikationen/ Übersichten noch laufend Journals (ab 2000): n = 24 Phys Med Rehabil Kur n = 69 Die Rehabilitation n = 15 Das Gesundheitswesen n = 108 Referenzen	Reha-Einrichtungen[1]: 1: BAR Verzeichnis/AK Gesundheit e.V. n = 803 Anschreiben n = 41 nicht zustellbar/ Retour n = 20 ohne ID/ nicht zuordbar n = 490 Rückmeldungen = Rücklauf 67% DRVen: n = 15 Rücklauf 40% Krankenkassen: n = 160 Rücklauf 0%

2-stufiger Selektionsprozess:
2a) Titel- bzw. Abstractscreening[1]
2b) Volltext-/ Endscreening
1: Gilt nicht für die Konsultationen

Abbildung 2: Suchstrategie und Ergebnisse

In Vorbereitung des *Selektionsverfahrens* wurde in Kooperation mit den Mitgliedern des Projektbeirats - in einem mehrstufigen Verfahren (abschließende Konsensfindung: 30.09.2011 im ISE, n=8 Teilnehmer) - eine Begriffsbestimmung zu Reha-Nachsorgeangeboten konsentiert (Zugriff unter: http://www.nachderreha.de/downloads.html). Diese wurde als Grundlage für die (systematische) Auswahl relevanter, einzuschließender Reha-

Nachsorgeangebote herangezogen): Zu inkludierende Reha-Nachsorgeangebote müssen die Anforderungen (Abschnitt I) sowie dürfen keines der definierten Ausschlusskriterien (Abschnitt II) erfüllen, um in die Datenbank des Zentrums Reha-Nachsorge aufgenommen zu werden.

Die aktuellen Ergebnisse des systematischen Screening-Prozesses (Datenbankrecherchen, Handsuchen) sind in Abbildung 3 dargestellt: Während sich wider Erwarten wenig Hinweise hierdurch ergaben, erwiesen sich die schriftlichen Konsultationen der bundesweit existierenden Reha-Einrichtungen als weitaus ergiebiger.

Quelle Hits/ GG*	Erstscreening (Titel/Abstract)			Zweitscreening (Volltextsichtung)		
Datenbankrecherchen:						
OVID/ Pubmed 2492 (2858-366 Dupl)	I = 2216	R = 276 (11%)	I = 159	E = 42		? = 75 (nicht vorliegend)
REHADAT 134	I = 109	R = 25 (19%)	-	-		? Abstracts
DIMDI 195 (205-10 Dupl)	I = 166	R = 29 (15%)		?		
Handsuchen:						
DRV-Schriften 479	I = 286	R = 193 (40%)				? Abstracts
Gesundheitswesen 1450*	I = 1431	R = 19 (1%)*	I = 17	E = 2		-
PhysMedKurort 442*	I = 418	R = 24 (5%)*	I = 23	E = 1		-
Rehabil 641*	I = 572	R = 69 (11%)*		?		
Footnote Chasing				?		

Legende: GG = Grundgesamtheit, Dupl = Duplikate, PhysMedKuort = Zeitschrift „Physikalische Medizin Kurortmedizin", Rehabil = Zeitschrift „Die Rehabilitation", *Prozentwertangaben beziehen sich auf Grundgesamtheit

Abbildung 3: Aktuelle Screening-Ergebnisse

Im Jahr 2012 der Projektlaufzeit lag der Fokus der Arbeit auf der Erstellung eines Final-Sets von Qualitätskriterien zur *Bewertung* der Prozess- und Strukturqualität eingeschlossener Reha-Nachsorgeangebote, denn die Qualität eines Versorgungsangebots kann nur dann objektiv bewertet werden, wenn eine allgemein akzeptierte Vorstellung von guter Qualität existiert; dies möglichst in Form von definierten Prüfkriterien […] [14].

Für den methodischen Ablauf wurde das RAND/ UCLA-Verfahren [15] adaptiert: Die RAM-Methode wurde in den 1980er Jahren in den USA in Kooperation mit der University of California auf der Basis des Delphi-Verfahrens für die Identifizierung von Über- und Unterversorgung (speziell in Hinblick auf chirurgische Interventionen) entwickelt. Ziel der RAM ist es, die Bewertung eines Sachverhalts durch eine Gruppe von Experten anhand einer Skala von 1 bis 9 zu ermitteln; durch die individuellen, schriftlichen Bewertungen und die 2-stufige Methode (1. Bewertung ohne Gruppendiskussion z. B. vom Arbeitsplatz/Wohnort, 2. gemeinsame Konsensfindung) wird der Bias durch gruppendynamische Effekte reduziert. Konsens bzw. Dissens hinsichtlich der Bewertungen werden jeweils transparent dargestellt und diskutiert. Auf die RAND/UCLA Appropriateness Methode beziehen sich zahlreiche Publikationen als Methodik zur Erarbeitung von Indikatorsystemen, sie hat sich als international anerkannte, valide Methode in diesem Kontext etabliert; die Reproduzierbarkeit der ermittelten Ergebnisse stimmt mit derjenigen diagnostischer Tests überein [16-17].

Im Kontext des vorliegenden Projekts wurde das originale RAND/ UCLA-Verfahren an einigen Stellen variiert bzw. erweitert. Zur Vorbereitung des Starter-Sets wurden im Rahmen unseres Projektes auf der Basis systematischer Recherchen (MEDLINE-Abfrage [am 08.02.2012 via PubMed], Handsuche, ZEFQ-Screening) zunächst potentielle Qualitätskriterien/ -indikatoren zur Bewertung der Qualität der eingeschlossenen Reha-Nachsorgeprogramme aufgesucht und in eine Access-Datenbank (Ausgangspool der Bewertungskriterien) überführt. Während die systematische Abfrage der Datenbank 449 Treffer ergab, wurden 207 (32%) potentiell relevante Referenzen durch die begleitende Handsuche aufgefunden. Bereits im Erstscreening nach Titel- bzw. Abstract (sofern vorhanden) wurden 62% der Referenzen als irrelevant ausgeschlossen, darunter fanden sich 16 Duplikate. Nach anschließender Sichtung der Volltexte (N = 249) wurden 82 Arbeiten / Indikatorensets als relevant eingeschlossen; diese bildeten die Grundlage für die Extraktion der potentiellen Qualitätsindikatoren (Ausgangsset N = 3.603). Nach Aufbereitung (Reduktion um inhaltliche Redundanzen) wurden die potentiell relevanten Indikatoren (n=1.005) im weiteren Projektverlauf unter Einbezug von Experten (Projektbeiratsmitglieder) in einem 3-stufigen, strukturierten Konsensverfahren (eine schriftliche Runde, eine interne Konsensrunde und eine mündliches Konsenstreffen) bewertet und in Hinblick auf ihre Relevanz in Bezug auf den rehabilitativen Versorgungskontext -speziell der Reha-Nachsorge- sowie ihrer Praktikabilität/ Machbarkeit, ihrer Eignung für die öffentliche Berichterstattung und ihrer Verständlichkeit geprüft. Dazu wurde jedes zu bewertende Item von jedem Beiratsmitglied separat auf einer Likertskala von 1 (z.B. überhaupt nicht relevant) bis 9 (z.B. sehr relevant) bewertet.

Die Bewertung erfolgte nach jeweils persönlichem Sachstand (Wissens- und Erfahrungswerten) und ohne Austausch der Beiratsmitglieder untereinander; das Ergebnis jedes Beiratsmitglieds hatte jeweils gleiches Gewicht.

Zur interindividuellen Auswertung (vom ISE durchgeführt) wurden a) der Median als Lagemaß und b) die Kategorien Konsens/ Dissens (Streuungsmaß) herangezogen: Dissens[5] spricht für heterogene Bewertungen, Konsens für homogene Bewertungen zwischen den einzelnen Beurteilern. Grundsätzlich wurden nur Kriterien eingeschlossen / aufgenommen, für die nach Abschluss der Bewertungsrunde ein Konsens vorlag; als unsicher geltende Indikatoren wurden in der internen Konsensrunde zur Diskussion gestellt.

Alle Items, die entsprechend der beschriebenen Konsens-Methodik als „relevant" und „machbar" galten sowie als für die öffentliche Berichterstattung „geeignet" bewertet wurden, sind Bestandteil des finalen Kriteriensets (Abbildung 4). Die Datenbank zur Entwicklung des Indikatoren-Sets wird nach Ablauf des Projekts auf der projektspezifischen Website (http://www.nachderreha.de/) abgelegt; der Entwicklungsprozess somit nachvollziehbar und transparent gestaltet.

Aufgrund inhaltlicher Erwägungen wurde das Kriterienset ergänzt (Final-Set N = 35) und zu einem beschreibenden Profil mit 8 inhaltlichen Clustern (Steckbrief, Informationen, Konzeptqualität, Qualitätssicherung, Beschreibung, Rahmenbedingungen, Ausstattung, Ressourcen) ausgearbeitet.

---

[5] Dissens lag definitionsgemäß vor, wenn jeweils etwa 30% der Bewertungen [in Abhängigkeit der Anzahl der Panelmitglieder/ Gruppengröße] abweichend von der Kategorie/ Güteklasse des Medians in die gegenüberliegende Extremkategorie [1-3 bzw. 7-9] fielen.

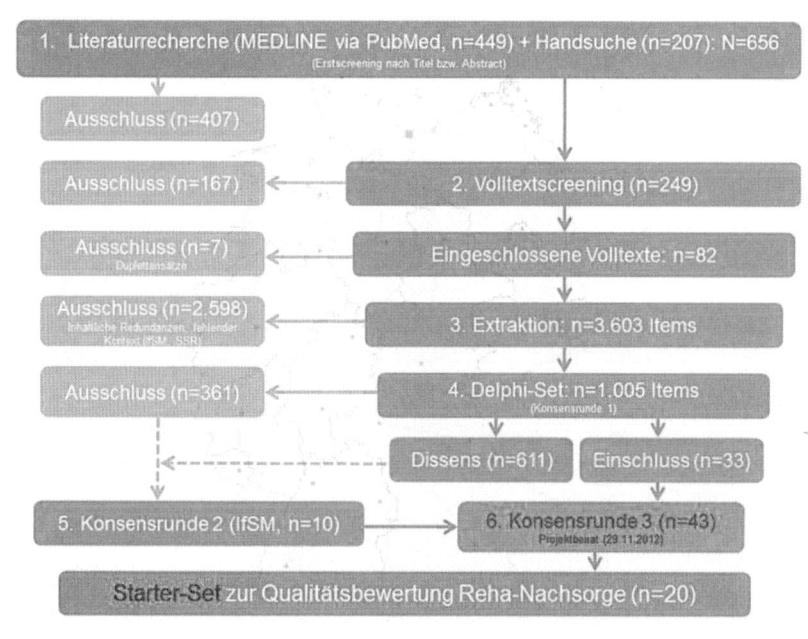

Abbildung 4: ZeReNa-Konsensverfahren zur Entwicklung des Kriteriensets

4 Stand des Vorhabens

In Vorbereitung der telefonischen Interviews *(Synthese)* wurde eine entsprechende Datenbank sowie ein Leitfaden zur standardisierten Durchführung entwickelt. Derzeit liegt der Fokus auf der Durchführung der telefonischen Interviews zur detaillierten Datenerfassung. Im Erstscreening wurden hierfür die Kontaktdaten für die entsprechenden Ansprechpartner erhoben; diese werden nun kontaktiert und im Rahmen zu terminierender telefonischer Interviews erfolgt die standardisierte Erhebung der Daten. Web-Recherchen sollen diesen Bearbeitungsschritt ergänzen. Parallel erfolgten die Datenextraktion aus den relevanten und eingeschlossenen Volltexten sowie deren methodische Bewertung.

5 Ausblick

Das geplante Zentrum "Reha-Nachsorge" orientiert sich in seinen Grundzügen am bereits bestehenden Zentrum "Patientenschulung". Es ist bundesweit ausgerichtet und schöpft die Möglichkeiten der modernen Informationstechnologien aus. Inwieweit die Nutzung der Webpage tatsächlich Einzug in den praktischen Alltag hält, darüber werden unter anderem exakte Zugriffsraten informieren können.

Literatur

[1] Kummervold E, Chronaki CE, Lausen B et al. (2008): eHealth trends in Europe 2005-2007: A population-based survey. Journal of Medical Internet Research 10:e42.

[2] Lausen B, Potapov S, Prokosch HU (2008): Gesundheitsbezogene Internetnutzung in Deutschland 2007. GMS Medizinische Informatik, Biometrie und Epidemiologie 4(2):1-12.

[3] Prokosch HU (2008): Internetnutzung zu Gesundheitsfragen (eHealth-Trends 2005-2007). Kontinuierlicher Anstieg. Deutsches Ärzteblatt 105(50):A2712.

[4] Rossmann C (2010): Gesundheitskommunikation im Internet. Erscheinungsformen, Potentiale, Grenzen. In: Schweiger W & Beck K (Hrsg.): Handbuch Online-Kommunikation. Wiesbaden: Springer Fachmedien, Verlag für Sozialwissenschaften:338-63.

[5] Boston Consulting Group (BSC 2003): Zwei von drei Ärzten sind online. Pressemitteilung vom 14.04.2003. Online unter: www.bcg.com/publications/files/BCG_E-Health_14._April_2003.pdf (letzter Zugriff: 08.07.2007).

[6] Kassenärztliche Bundesvereinigung (KBV, 2012): Gute Informationen im Netz finden. Patienteninformation.
Online unter: http://www.kbv.de/patienteninformation/print/41761.html (letzter Zugriff: 05.02.2013).

[7] Schulz PJ, Zufferey M, Caiata M et al. (2011): First Check the Internet, Then See the Doctor: How many Patients Do It, and Who Are They? Lugano.

[8] Zeger HG (2005): Marktanalyse „gesundheitsbezogene Angebote im Internet". Wien: Arge.

[9] Deck R, Glaser-Möller N, Mittag O (2004): Rehabilitation und Nachsorge. Bedarf und Umsetzung. Lage: Jacobs.

[10] Klosterhuis H, Gross B, Winnefeld M (2002): Erfolgreiche Rehabilitation braucht Nachsorge und Selbsthilfe – ihr Stellenwert in der Rehabilitation der Bundesversicherungsanstalt für Angestellte (BfA). DAG SHG/ Selbsthilfegruppenjahrbuch 90-100.

[11] Köpke KH (2005): Aufwerten, ausbauen und systematisieren - Eine Analyse von Situation, Reformbedarf und innovativen Projekten zur Nachsorge in der Rehabilitation der Rentenversicherung. Rehabilitation 44:344-352.

[12] Gerdes N, Bührlen B, Lichtenberg S, Jäckel WH (2005): Rehabilitationsnachsorge: Analyse der Nachsorgeempfehlungen und ihrer Umsetzungen. Rehabilitationswissenschaften, Rehabilitationspsychologie, Rehabilitationsmedizin (Band 10). Regensburg: Roderer.

[13] Reuther P, Boerkel B, Vespo E, Hendrich A (2010): Chronische neurologische Erkrankungen. Neuro-Rehabilitation stationär – und dann…? Neurotransmitter (Sonderheft 1):25-31.

[14] Geraedts M, Selbmann HK, Ollenschläger G (2002): Beurteilung der methodischen Qualität klinischer Messgrößen. Z Ärztl Fortbild Qualitätssich 96:91-96.

[15] Fitch K, Bernstein SJ, Aguilar MDeal. The RAND/UCLA Appropriateness Method - User's Manual. RAND 2001; 1-109.

[16] Campbell SM, Braspenning J, Hutchinson A, Marshall MN (2003): Research methods used in developing and applying quality indicators in primary care. BMJ 326(7393):816-819.

[17] Shekelle PG, Park RE, Kahan JP et al. (2001): Sensitivity and specifity of the RAND/ UCLA Appropriateness Method to identify the overuse and underuse of coronary revascularization and hysterectomy. J Clin Epidemiol 54(10):1004-1010.

Intensivierte medizinisch-beruflich orientierte Rehabilitationsnachsorge: Ergebnisse der multizentrischen randomisiert kontrollierten Studie

Matthias Bethge, Sebastian Bieniek und Juliane Briest

1 Hintergrund

Seit den 1990er Jahren hat die medizinische Rehabilitation im Auftrag der Deutschen Rentenversicherung, insbesondere für Personen mit so genannten besonderen beruflichen Problemlagen (z. B. aufgrund langer Arbeitsunfähigkeit oder ungünstiger subjektiver Erwerbsprognose), eine stärker an den beruflichen Anforderungen der Rehabilitanden orientierte Ausgestaltung erfahren [1]. Randomisiert kontrollierte Studien haben bestätigt, dass derartige Angebote einer medizinisch-beruflich orientierten Rehabilitation (MBOR) mit einer höheren Chance erfolgreicher beruflicher Wiedereingliederung einhergehen [2, 3].

Die besondere Berücksichtigung beruflicher Leistung und Leistungsfähigkeit in der MBOR prägt dabei idealer Weise den gesamten Rehabilitationsprozess (Abbildung 1-1).

Sceening → Diagnostik → Therapie → Nachsorge

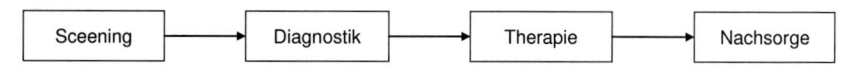

Abbildung 1-1: Prozessmodell der medizinisch-beruflich orientierten Rehabilitation (modifiziert nach [1])

Erstens gilt es, Personen mit besonderen Beeinträchtigungen der Funktionsfähigkeit im Beruf möglichst früh zu identifizieren, um ihnen den Zugang in die MBOR zu ermöglichen. Auswahl und Zugang werden dabei durch den Einsatz standardisierter, auf Einschränkungen beruflicher Teilhabe fokussierende Screening-Instrumente unterstützt [4, 5]. Die konkrete Ausgestaltung der Rehabilitation bedarf zweitens einer intensivierten anforderungsorientierten Diagnostik beruflicher Leistungsfähigkeit und einer Erfassung relevanter Arbeitsanforderungen [6, 7]. Auf dieser Grundlage werden drittens die berufsorientierten Rehabilitationsbausteine präzisiert, die die betroffenen Rehabilitanden dazu befähigen sollen, ihre beruflichen Anforderungen besser zu bewältigen [1]. Entscheidend für eine dauerhafte berufliche Wiedereingliederung ist viertens, dass die erlernten Verhaltensweisen und angestoßenen Einstellungsänderungen zu einer ausreichend nachhaltigen Veränderung von Bewältigungskompetenz und Lebensstil führen, um so die Bewältigung beruflicher Anforderung dauerhaft zu sichern [8, 9]. In diesem Zusammenhang ist es wichtig, dass bei der Rückkehr an den Arbeitsplatz erlebte Beanspruchungssituationen möglichst unmittelbar bearbeitet werden können und die Rehabilitanden zeitnah professionelles Feedback erhalten. Für die Fortsetzung des körperlichen Trainings bedeutet dies beispielsweise, dass Trainingspläne zügig an die im Alltag erlebten Diskrepanzen zwischen physischen Leistungsanforderungen und individuellen Fähigkeiten angepasst werden. Auf Grund der Relevanz einer begleitenden Unterstützung ist eine strukturierte Nachsorge in vielen Ländern (insbesondere in Skandinavien und Nordamerika) bereits heute integraler Bestandteil multimodaler Rehabilitationsprogramme [10-12].

Der Ärztliche Sachverständigenrat der Bundesarbeitsgemeinschaft für Rehabilitation sieht die flächendeckende Etablierung institutionalisierter und strukturierter Nachsorgeangebote in diesem Zusammenhang als eine der wichtigsten Herausforderungen für die Weiterentwicklung der Rehabilitation und verweist dabei u. a. auf das Angebot der Intensivierten Rehabilitationsnachsorge (IRENA) [13]. Dieses Nachsorgeangebot wird derzeit bei orthopädischen, kardiologischen und neurologischen Erkrankungen, psychischen und psychosomatischen Störungen sowie Stoffwechselerkrankungen durchgeführt, sieht bis zu 24 Nachsorgetermine mit jeweils mindestens 90-minütiger Dauer vor und kann berufsbegleitend wahrgenommen werden [14, 15]. Die Inanspruchnahme dieses Programms hat in den vergangenen Jahren stark zugenommen. Zwischen 2008 und 2010 steigerte sich die Zahl abgeschlossener Nachsorgeleistungen in Deutschland von 97.998 um etwa 50 % auf 148.874 [16]. Etwa 90 % dieser Angebote werden in der orthopädischen Rehabilitation umgesetzt [14].

Das Behandlungsangebot während der orthopädischen IRENA beschränkt sich derzeit überwiegend auf physiotherapeutische sowie sport- und bewegungstherapeutische Leistungen [17]. Berufsorientierte Angebote zum arbeitsplatzbezogenen Training oder berufsbezogene psychosoziale Gruppenangebote, wie sie aus der stationären oder ambulanten MBOR bekannt sind, finden keine, allenfalls marginale Berücksichtigung. Der Transfer derartiger Angebote in die Rehabilitationsnachsorge bietet gleichwohl den großen Vorteil, dass die bei der Wiedereingliederung erlebten Beanspruchungssituationen unmittelbar bearbeitet werden können und die Patienten zeitnah professionelles Feedback erhalten. In einer vorangegangenen multizentrischen Studie konnten wir zudem zeigen, dass stark in ihrer erwerbsbezogenen Teilhabe beeinträchtigte Patienten berufsorientierten Angeboten wie Arbeitsplatztraining, Sozialberatung oder psychosozialen berufsbezogenen Gruppen auch während der Nachsorge eine höhere Bedeutung zuschreiben als weniger stark beeinträchtigte Patienten [18].

Mit der Intensivierten medizinisch-beruflich orientierten Rehabilitationsnachsorge (IMBORENA) wurde daher die berufsorientierte Weiterentwicklung der IRENA erprobt. Ziel der hier vorgestellten Studie war die Überprüfung der Wirksamkeit der IMBORENA im Vergleich zur herkömmlichen IRENA.

2 Methoden

2.1 Studiendesign

Die Wirksamkeit der IMBORENA wurde in einer randomisiert kontrollierten Studie überprüft. Die Teilnehmer der Interventionsgruppe (IG) erhielten die unten ausführlich dargestellte IMBORENA. Die Teilnehmer der Kontrollgruppe (KG) nahmen an der konventionellen IRENA teil. Schriftliche Befragungen wurden am Beginn der Nachsorge sowie sechs Monate nach Nachsorgebeginn durchgeführt. Eine Befragung zwölf Monate nach Nachsorgebeginn läuft derzeit. Das Studienprotokoll wurde von der Ethikkommission der Medizinischen Hochschule Hannover (Nr. 6073/2011) und von den Datenschutzbeauftragten der beteiligten Rentenversicherungsträger geprüft und gewürdigt. Die Studienregistrierung erfolgte im German Clinical Trials Register (WHO UTN: U1111-1125-4241; DRKS-ID: DRKS00003360).

2.2 Einschlusskriterien

Eingeschlossen wurden orthopädische Rehabilitanden im Alter von 18 bis 65 Jahren. Die Nachsorge erfolgte aufgrund einer der folgenden Behandlungsdiagnosen: M16, M17, M50, M51, M53, M54, M75, Z 96.6, Z 96.8, Z98.88. Besondere berufliche Problemlagen wurden in Anlehnung an das Anforderungsprofil zur Durchführung der medizinisch-beruflich orientierten Rehabilitation festgestellt [19], d. h. a) bei mindestens 3-monatiger Arbeitsunfähigkeit in den vergangenen 12 Monaten vor Beginn der Rehabilitation oder b) bei aktueller Arbeitsunfähigkeit am Nachsorgebeginn oder c) bei ungünstiger subjektiver Erwerbsprognose (mindestens 1 Punkt auf der Skala „Subjektive Erwerbsprognose" des Würzburger Screenings [20]).

2.3 Interventionen

Um eine stärkere berufliche Orientierung in der Rehabilitationsnachsorge zu erreichen, wurde die bisherige IRENA in Anlehnung an multimodale MBOR-Ansätze weiterentwickelt. Die IMBORENA berücksichtigte ergänzend vier Kernmaßnahmen: arbeitsplatzbezogenes Training, berufsbezogene Gruppen, Sozialberatung und Entspannungstraining. Teilnehmer der IMBORENA sollten mindestens drei dieser vier Kernmaßnahmen erhalten. Die Entscheidung, welche Kernmaßnahmen ausgewählt wurden, traf das Rehabilitationsteam mit dem Rehabilitanden. Der zeitliche Umfang der spezifischen berufsorientierten Interventionen der IMBORENA umfasste mindestens 7 bis 12 Stunden, d. h. etwa 20 bis 30 % des üblichen IRENA-Umfangs (24 90-minütige Termine). Die Durchführung der spezifischen berufsorientierten Behandlungen war substitutiv, d. h. die Kernmaßnahmen ersetzten andere Leistungen, die bisher im Rahmen der IRENA angeboten wurden. Die IMBORENA hatte daher den gleichen zeitlichen Gesamtumfang wie die herkömmliche IRENA. Die außerhalb der Kernmaßnahmen erbrachten therapeutischen Leistungen wurden, wie in der herkömmlichen IRENA, überwiegend im Rahmen der medizinischen Trainingstherapie erbracht. Im Folgenden werden die berufsorientierten Kernmaßnahmen vorgestellt.

2.3.1 Arbeitsplatzbezogenes Training

Das *arbeitsplatzbezogene Training* wurde durch Trainer angeleitet, die für die Durchführung der Evaluation funktioneller Leistungsfähigkeit nach Isernhagen [7] qualifiziert waren. Das Stationstraining berücksichtigte typische arbeitsplatzbezogene Aufgaben (z. B. Heben, Tragen oder Überkopfarbeit). Falls die Trainingsinhalte nicht unmittelbar aus der vorangegangen Rehabilitationsphase fortgesetzt werden konnten, erfolgte in einem 60-minütigen Einzeltermin eine Einweisung. Dabei wurde die funktionelle Leistungsfähigkeit arbeitsplatzspezifisch angepasst erfasst und mit den physischen Anforderungen am Arbeitsplatz abgeglichen. Das eigentliche Training erfolgte in Kleingruppen (4-6 Personen) an fünf bis elf 60-minütigen Terminen. Die Belastungsdauer und -intensität des Trainings wurde von Sitzung zu Sitzung sukzessive gesteigert. Regelmäßige Gespräche mit den Rehabilitanden und eine begleitende Dokumentation der Trainingsentwicklung ermöglichten eine gezielte Überprüfung und ggf. Modifizierung der Trainingszielvereinbarungen sowie eine zeitnahe und genaue Rückmeldung an den Patienten.

2.3.2 Berufsbezogene Gruppen

Psychosoziale *berufsbezogene Gruppen* vermittelten kognitive und behaviorale Methoden und Strategien für den Umgang mit arbeits- und alltagsrelevanten Problemen. Die berufsbezogenen Gruppen wurden in Kleingruppen (4-10 Personen) durchgeführt. Das Angebot umfasste insgesamt sechs Module mit je zwei 60-minütigen Einheiten. Wurden berufsbezogene Gruppen angeboten, sollten die Rehabilitanden wenigstens zwei der folgenden Module absolvieren:

- *Gesund durch den Arbeitsalltag*: Die Teilnehmer erarbeiteten mit Hilfe des Fragebogens zur Erfassung „Arbeitsbezogener Verhaltens- und Erlebensmuster" [21] Erkenntnisse über ihr eigenes arbeitsbezogenes Verhalten und Erleben. Zudem entwickelten sie gemeinsam Veränderungsmöglichkeiten für ungünstige Bewältigungsstile.

- *Konfliktlösung*: Die Teilnehmer lernten die verschiedenen Ebenen der Kommunikation kennen. Es wurden grundlegende Kommunikationsregeln vermittelt. Zudem wurde die Differenzierung selbstsicheren, unsicheren und aggressiven Verhaltens in Konfliktsituationen geübt.

- *Notfallstrategien*: Die Teilnehmer erlernten eine konkrete Strategie zur besseren Bewältigung akuter Belastungssituationen und erlangten Wissen über typische Stresssymptome [22].

- *Soziale Unterstützung*: Die Teilnehmer erarbeiteten Wissen über verschiedene Muster und Mechanismen von Beziehungen und lernten, diese zu analysieren. Zudem analysierten sie ihr eigenes soziales Netz und entwickelten Veränderungsmöglichkeiten für ungünstige Beziehungen.

- *Work-Life-Balance*: Die Teilnehmer erlangten Wissen über das Work-Life-Balance-Modell und Kenntnisse über ihre eigene Zeitbalance. Sie lernten zudem, welche Rollen sie in ihrem Leben übernehmen und wie sie wichtige Rollen von unwichtigen unterscheiden können.

- *Zeitmanagement*: Die Teilnehmer erlernten systematische Methoden zur Tages- und Wochenplanung sowie zur Bewertung der Wichtigkeit und Dringlichkeit von Aufgaben und eine entsprechende Prioritätensetzung.

Für jedes Modul wurde ein Manual entwickelt, das Inhalte und Durchführung detailliert beschreibt. Die Trainer wurden in Schulungen auf die Durchführung der Module vorbereitet.

2.3.3 Sozialberatung

Die *Sozialberatung* zielte auf Beratung und Begleitung bei laufender stufenweiser Wiedereingliederung und die Exploration des Bearbeitungsstandes von in der Rehabilitation eingeleiteten weiterführenden Maßnahmen. Der Zeitpunkt des Angebots, ein Einzeltermin à 15 Minuten, war abhängig von den zu klärenden Sachverhalten.

2.3.4 Entspannungstraining

Das *Entspannungstraining*, sechs bis zwölf Termine à 30 Minuten, setzte das Angebot der Rehabilitation fort, um den für nachhaltige Effekte notwendigen Übungsumfang zu sichern; ggf. wurden Muskelgruppen zusammengefasst und Kurztechniken angewendet, um den Transfer in den Alltag vorzubereiten [22]. Das Entspannungstraining wurde in der Gruppe mit maximal 12 Personen durchgeführt.

2.4 Zielkriterien

2.4.1 Primäre Zielgröße

Die individuelle Arbeitsfähigkeit der Teilnehmer wurde mit der deutschen Version des Work Ability Index (WAI) erfasst [23]. Der WAI wurde Mitte der 1980er Jahre am Finnish Institute of Occupational Health entwickelt, ist mittlerweile in 26 Sprachen verfügbar und damit international das gebräuchlichste Instrument, um Arbeitsfähigkeit zu messen [23]. Zur Erfassung der Arbeitsfähigkeit erhebt der WAI: 1) die derzeitige Arbeitsfähigkeit im Vergleich zu der besten, je erreichten Arbeitsfähigkeit, 2) die Arbeitsfähigkeit in Relation zu den physischen und den psychischen Arbeitsanforderungen, 3) die Anzahl aktueller, vom Arzt diagnostizierter Krankheiten, 4) die geschätzte krankheitsbedingte Beeinträchtigung der Arbeit, 5) den Krankenstand in den vergangenen 12 Monaten, 6) die Prognose der eigenen Arbeitsfähigkeit in zwei Jahren und 7) die psychischen Leistungsreserven. Der Wertebereich des Summenindexes umfasst 7 bis 49 Punkte. Höhere Werte entsprechen einer besseren Arbeitsfähigkeit.

2.4.2 Sekundäre Zielgrößen

Gesundheitsbezogene Lebensqualität

Gesundheitsbezogene Lebensqualität wurde mit den acht Skalen des SF-36 erfasst [24, 25]. Vier dieser Skalen beziehen sich auf vorwiegend körperliche Aspekte gesundheitlicher Lebensqualität (Körperliche Funktionsfähigkeit, Körperliche Rollenfunktion, Schmerz, Allgemeine Gesundheitswahrnehmung), die anderen vier auf eher psychosoziale Aspekte (Vitalität, Soziale Funktionsfähigkeit, Emotionale Rollenfunktion, Psychisches Wohlbefinden). Die Skalenwerte reichen von 0 bis 100 Punkten. Höhere Werte repräsentieren bessere gesundheitsbezogene Lebensqualität.

Depressivität

Zur Erfassung von Depressivität wurde die 9-Item-Depressivitäts-Skala des Patient Health Questionnaire (PHQ) verwendet [26]. Die Items erfragen relevante diagnostische depressive Kernsymptome (z. B. wenig Interesse oder Freude an Tätigkeiten). Die Befragten schätzen dazu für die letzten zwei Wochen die Häufigkeit der genannten Beschwerden auf einer 4-stufigen Skala ein (0 = „überhaupt nicht" bis 3 =„beinahe jeden Tag"). Der Gesamtscore reicht von 0 bis 27 Punkte.

Schmerzintensität

Zur Erfassung der Schmerzintensität wurden drei 11-stufige numerische Ratingskalen eingesetzt, die nach der momentanen, stärksten und durchschnittlichen Schmerzstärke fragen. Entsprechend der Empfehlungen von Jensen et al. [27] wurden diese drei Items durch Mittelwertbildung zu einem Indexwert zusammengefasst. Der Wertebereich umfasst Werte von 0 bis 10 Punkten.

Krankheitstage

Um die tatsächliche Teilhabe am Erwerbsleben zu erfassen, wurde die kumulierte Anzahl der Krankheitstage während der letzten drei Monate erfasst.

2.4.3 Weitere Variablen

Soziodemografische Angaben wurden entsprechend der Vorschläge zum soziodemografischen Kerndatensatz in der rehabilitationswissenschaftlichen Forschung erhoben [28]. Behandlungsdiagnosen und die tatsächlich realisierten Behandlungen wurden aus den ärztlichen Entlassungsberichten extrahiert.

2.5 Randomisierung

Aufgrund der sukzessiven Rehabilitandenrekrutierung erfolgte die Randomisierung, um eine möglichst gute Balancierung zwischen beiden Gruppen zu erreichen, geblockt mit permutierenden Blockgrößen. Viele sehr kurze Listen (2er-, 4er- und 6er-Blöcke) wurden dabei in zufälliger Reihenfolge zu einer Gesamtliste zusammengefügt. Die Generierung dieser Listen erfolgte mit der STATA-Prozedur ralloc. Für jede Rehabilitationseinrichtung wurde eine eigene Randomisierungsliste erzeugt. Für die Zuweisung wurden blickdichte, verschlossene Randomisierungsumschläge hergestellt. Auf jedem dieser Umschläge war außen die 5-stellige Teilnehmernummer notiert, die eine genaue Zuordnung von Umschlag zu Studienteilnehmer erlaubte. Das Dokument im Inneren des Umschlags gab Auskunft über die Zuweisung zur IG bzw. KG. Die Zuweisung in den Einrichtungen erfolgte ausschließlich auf Grund der Information aus den Randomisierungsumschlägen.

2.6 Fallzahlplanung

Die Fallzahlschätzung wurde durchgeführt, um mit zweiseitiger Irrtumswahrscheinlichkeit von 5 % und einer Teststärke von 90 % hinsichtlich des primären Zielkriteriums zwischen den Gruppen eine standardisierte Mittelwertsdifferenz (SMD) von SMD = 0,3 nachweisen zu können. Eine regressionsanalytische Überprüfung des Effektes, der die Ausgangswerte der Zielvariablen als Kovariaten berücksichtigt, benötigt im Vergleich zu einem einfachen t-Test auf Unterschiedlichkeit der Endmessung eine um den Faktor $1 - r^2$ verringerte Stichprobengröße [29]. Aufgrund einer angenommenen Korrelation von r = 0,4 zwischen Ausgangs- und Endmessung strebten wir eine Analysestichprobe von 396 Personen an.

2.7 Statistische Analysen

Stichprobenmerkmale und Behandlungsgenauigkeit wurden deskriptiv analysiert. Zur Quantifizierung möglicher Unterschiede in der Behandlungsintensität zwischen den Studienzentren wurden Intraclusterkorrelationen berechnet. Zur Berechnung dieser Koeffizienten werden die quadrierten individuellen Abweichungen vom Gesamtmittelwert in einen Anteil zerlegt, der auf die Zentrenzugehörigkeit zurückzuführen ist, und einen Anteil, der mit individuellen Merkmalen assoziiert ist. Die Intraclusterkorrelation gibt dann den Anteil an, der auf die Zentren zurückzuführen ist [30]. Bei einer einrichtungsunspezifischen Leistungserbringung sollten diese Anteile gegen Null gehen.

Die Behandlungseffekte auf die definierten primären und sekundären Zielgrößen wurden mit allgemeinen linearen Modellen überprüft. Die Ausgangswerte der Ersterhebung wurden in den Modellschätzungen als Kontrollvariablen berücksichtigt [31]. Für die Berechnung der Effektstärke der Zwischengruppeneffekte wurde der mit der Differenz der geschätzten Randmittelwerte algebraisch äquivalente Parameterschätzer des Gruppeneffektes herangezogen [32] und an der gepoolten Standardabweichung der beobachteten Messwerte normiert. Die Höhe der berechneten Effekte wurde entsprechend der von Cohen [33] vorgeschlagenen Konventionen interpretiert (kleine Effekte ab SMD = 0,2; mittlere Effekte ab SMD = 0,5; hohe Effekte ab SMD = 0,8). Für die Berechnung von Intragruppeneffekten zur Beschreibung der innerhalb einer Gruppe erreichten Veränderung wurde die Mittelwertdifferenz von Prä- und Postmessung an der Prä-Streuung relativiert [34].

Den Empfehlungen des CONSORT Statement folgend wurden die Analysen unter der Bedingung der Behandlungsabsicht (Intention-to-treat, ITT) durchgeführt, d. h. unabhängig davon, ob die Behandlung tatsächlich im geplanten Umfang realisiert wurde oder Personen die Nachsorge möglicherweise abbrachen [35]. Ergänzend durchgeführte Analysen berücksichtigten zudem ausschließlich die Zentren, für die eine adäquate Umsetzung der IMBORENA festgestellt werden konnte (Good practice, GP).

Um zu klären, ob bestimmte Subgruppen besonders von dem untersuchten Programm profitieren, wurden mögliche Moderatoren des Treatmenteffektes überprüft. Für die hier vorgestellten Analysen beschränkten wir uns auf eine mögliche moderierende Bedeutung des WAI für die Behandlungseffekte hinsichtlich der mit dem SF-36 erfassten körperlichen Funktionsfähigkeit und der Arbeitsunfähigkeitsdauer. Die Modellierung des Moderatoreffekts wurde durch einen multiplikativen Interaktionsterm von Treatmentindikator und z-standardisiertem WAI der Ersterhebung realisiert [36]. Durch anschließende Linearkombination wurden Treatmenteffekte für einen geringen WAI (minus 1 Standardabweichung), den mittleren WAI und einen hohen WAI (plus 1 Standardabweichung) berechnet. Die Analysen wurden mit STATA Version 12 gerechnet.

3 Ergebnisse

3.1 Rekrutierung und Stichprobe

Die Rekrutierungsphase in den beteiligten Studienzentren wurde im Februar 2013 beendet. Die Erhebung nach sechs Monaten wurde im Oktober 2013 abgeschlossen. 307 Rehabilitanden willigten in die Studienteilnahme ein und wurden dem jeweiligen Interventionsarm zugewiesen (IG: n = 157; KG: n = 150; Abbildung 3-1). Im Mittel rekrutierten die elf beteiligten Rehabilitationseinrichtungen 28 Patienten (Range: 10 bis 44). An der Befragung sechs Monate nach Nachsorgebeginn nahmen 241 (78,5 %) Rehabilitanden teil. Der Vergleich von ausgeschiedenen und in der Studie verbliebenen Personen ergab keinen Hinweis auf wesentliche Unterschiede. Verbliebene Teilnehmer waren am Studienbeginn etwas älter und berichteten geringere Schmerzen. Der Gesamtumfang der während der Nachsorge durchgeführten Behandlungen war im Wesentlichen vergleichbar (IMBORENA vs. IRENA: 34,9 vs. 31,4 Stunden).

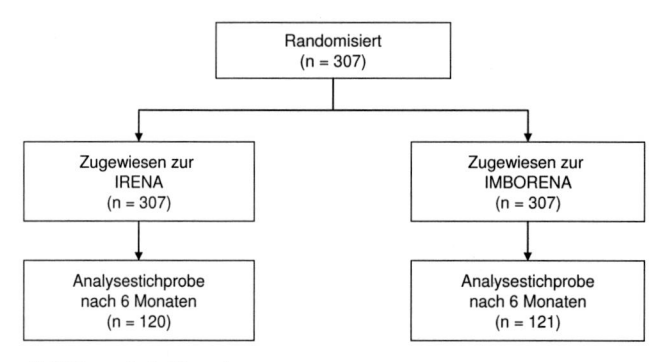

```
                    ┌─────────────────┐
                    │   Randomisiert  │
                    │    (n = 307)    │
                    └────────┬────────┘
                    ┌────────┴────────┐
                    ↓                 ↓
         ┌─────────────────┐ ┌─────────────────┐
         │  Zugewiesen zur │ │  Zugewiesen zur │
         │      IRENA      │ │     IMBORENA    │
         │    (n = 307)    │ │    (n = 307)    │
         └────────┬────────┘ └────────┬────────┘
                  ↓                   ↓
         ┌─────────────────┐ ┌─────────────────┐
         │ Analysestichprobe│ │ Analysestichprobe│
         │   nach 6 Monaten│ │   nach 6 Monaten│
         │    (n = 120)    │ │    (n = 121)    │
         └─────────────────┘ └─────────────────┘
```

Abbildung 3-1: Flowchart

Die Stichprobenmerkmale zu Studienbeginn sind in Tabelle 3-1 zusammengefasst. Etwa die Hälfte (54,7 %) der Studienteilnehmer war weiblich. Das mittlere Alter lag bei 46,5 Jahren (SD = 10,2). Knapp zwei Drittel der Nachsorgeleistungen erfolgten aufgrund der ICD-10-Diagnosen M50 bis M54. 70,1 % der Befragten waren in Vollzeit berufstätig. Drei Viertel waren zum Zeitpunkt der ersten Befragung krankgeschrieben. Im Durchschnitt waren die Studienteilnehmer vor ihrer Rehabilitation 9,4 Wochen arbeitsunfähig (SD = 4,7). Zwei Drittel der Befragten hatten eine deutlich eingeschränkte Arbeitsfähigkeit (7 bis 27 Punkte) und litten unter depressiven Symptomen. Auch bezüglich der verschiedenen Aspekte der gesundheitsbezogenen Lebensqualität zeigten sich die Rehabilitanden im Vergleich zu den Normwerten der deutschen Bevölkerung stark belastet.

Beide Interventionsarme waren am Studienbeginn im Wesentlichen vergleichbar. Zwischen den Behandlungsgruppen zeigte sich lediglich ein signifikanter Unterschied: Teilnehmer, die ihre Rehabilitation in der gleichen Einrichtung wie die nachfolgende Nachsorge abgeschlossen hatten, erhielten eher eine IMBORENA.

Tabelle 3-1: Stichprobenmerkmale am Nachsorgebeginn

	IRENA		IMBORENA		Gesamt	
	N	MW (SD) / %	n	MW (SD) / %	n	MW (SD) / %
Geschlecht: weiblich, %	150	52,7	157	56,7	307	54,7
Alter in Jahren, MW (SD)	150	46,9 (10,1)	157	46,9 (10,1)	307	46,5 (10,2)
Diagnose: M50-M54, %	150	57,3	157	64,3	307	60,9
Tätigkeit in Vollzeit, %	147	74,1	154	66,2	301	70,1
Aktuell arbeitsunfähig, %	149	77,9	157	79,0	306	78,4
AUD in den vergangenen 3 Monaten, MW (SD)	137	9,3 (4,8)	146	9,5 (4,6)	283	9,4 (4,7)
Anschlussheilbehandlung, %	150	36,0	157	31,8	307	33,9
Interne Patienten, %	150	45,3	157	59,2	307	52,4
Work Ability Index, MW (SD)	143	24,8 (7,4)	140	24,8 (7,8)	283	24,8 (7,6)
% gute/sehr gute Arbeitsfähigkeit (37 - 49)		4,9		7,1		6,1
% mittelmäßige Arbeitsfähigkeit (28 - 36)		31,5		31,4		31,4
% schlechte Arbeitsfähigkeit (7 - 27)		63,6		61,4		62,5
Körperliche Funktion (SF-36), MW (SD)	149	54,7 (22,1)	157	55,2 (21,4)	306	54,9 (21,7)
Körperliche Rollenfunktion (SF-36), MW (SD)	149	13,5 (27,4)	154	12,2 (25,4)	303	12,8 (26,4)
Körperliche Schmerzen (SF-36), MW (SD)	150	33,1 (19,5)	157	33,1 (15,8)	307	33,1 (17,7)
Allgemeine Gesundheit (SF-36), MW (SD)	150	53,4 (18,1)	154	51,6 (18,6)	304	52,5 (18,3)
Vitalität (SF-36), MW (SD)	150	44,3 (19,6)	157	43,2 (19,2)	307	43,7 (19,4)
Soziale Funktion (SF-36), MW (SD)	150	58,6 (27,8)	157	60,2 (25,8)	307	59,4 (26,7)
Emotionale Rollenfunktion (SF-36), MW (SD)	149	53,0 (47,3)	151	54,3 (45,0)	300	53,7 (46,1)
Psychisches Wohlbefinden (SF-36), MW (SD)	150	61,0 (21,8)	157	60,2 (20,2)	307	60,6 (21,0)
Depressivität (PHQ-9), MW (SD)	150	7,5 (5,3)	154	7,7 (5,7)	304	7,6 (5,5)
% keine depressive Störung		30,0		33,8		31,9
% leichte depressive Störung		42,7		33,1		37,8
% Major Depression		28,3		33,1		30,3
Schmerz, MW (SD)	148	5,8 (1,8)	153	5,7 (1,8)	301	5,7 (1,8)

AUD = Arbeitsunfähigkeitsdauer; MW = Mittelwert; PHQ = Patient Health Questionnaire; SD = Standardabweichung; SF-36 = 36-Item Short-Form Health Survey

3.2 Behandlungsgenauigkeit

Durchschnittlich waren 562 Minuten, also knapp 9 von insgesamt 35 erbrachten Stunden der Nachsorge, durch spezifische Inhalte der IMBORENA charakterisiert. Dieser Wert entsprach dem im Behandlungsprotokoll definierten Mindestumfang der IMBORENA-Module von 7 bis 12 Stunden. Wie Tabelle 3-2 zeigt, war die Varianz zwischen den 11 beteiligten Zentren allerdings erheblich. Während in zwei Einrichtungen in etwa 1000 Minuten, also knapp 17 Stunden, realisiert wurden, waren in zwei Zentren die spezifischen Inhalte der IMBORENA praktisch nicht präsent. Vier Zentren lagen mit der erreichten mittleren Behandlungsdosis etwa im Bereich des Mittelwertes. Auch hinsichtlich der Umsetzung der einzelnen Module zeigten sich deutliche Unterschiede. Berufsbezogene Gruppen wurden in drei Zentren nicht umgesetzt. Die im Weiteren zusätzlich berichteten Good-Practice-Analysen beschränkten sich auf die in Tabelle 3-2 mit Zentrum 6 bis 11 gekennzeichneten Studienzentren.

Tabelle 3-2: Durchschnittlich erbrachte spezifische Leistungen der IMBORENA nach Zentrum

	Erbrachte Minuten, MW (SD)				
	ABT	BBG	Sozialberatung	ET	Gesamt
Zentrum 1	24,0 (32,9)	-	6,0 (13,4)	-	30,0 (42,4)
Zentrum 2	81,3 (130,8)	-	11,9 (18,9)	22,5 (44,6)	115,6 (176,7)
Zentrum 3	199,3 (205,0)	-	2,9 (7,3)	32,1 (51,9)	234,3 (205,2)
Zentrum 4	104,1 (36,9)	47,6 (71,2)	15,9 (6,4)	77,6 (92,5)	245,3 (132,9)
Zentrum 5	95,3 (150,1)	169,4 (159,1)	12,4 (5,9)	139,4 (69,5)	416,5 (189,3)
Zentrum 6	313,6 (304,8)	177,3 (98,8)	-	36,8 (56,3)	527,7 (350,5)
Zentrum 7	174,3 (163,2)	94,3 (76,3)	20,0 (11,5)	265,7 (266,9)	554,3 (411,9)
Zentrum 8	367,5 (264,7)	15,0 (30,0)	22,5 (15,0)	165,0 (110,9)	570,0 (355,9)
Zentrum 9	237,0 (180,0)	162,0 (87,3)	18,8 (8,3)	204,0 (158,6)	621,8 (269,8)
Zentrum 10	722,5 (141,0)	237,5 (37,4)	16,9 (9,2)	-	976,9 (122,9)
Zentrum 11	678,9 (605,7)	176,8 (108,6)	0,8 (3,4)	145,3 (166,8)	1001,8 (766,9)
Gesamt	328,2 (361,8)	131,3 (117,8)	10,6 (11,1)	92,3 (132,8)	562,4 (455,8)

Pseudonymisierte Zentrendarstellung; Reihenfolge ergibt sich aus der mittleren erbrachten Behandlungsdosis spezifischer Leistungen der IMBORENA; ABT = Arbeitsplatzbezogenes Training; BBG = Berufsbezogene Gruppen; ET = Entspannungstraining; MW = Mittelwert; SD = Standardabweichung

Die in Abbildung 3-2 dargestellten Intraclusterkorrelationen zeigen, dass die Unterschiede in der realisierten Behandlungsintensität zu 30 und 50 % auf die Zentren zurückzuführen war. Die Bedeutung der Zentren für den realisierten Behandlungsumfang war also gravierend.

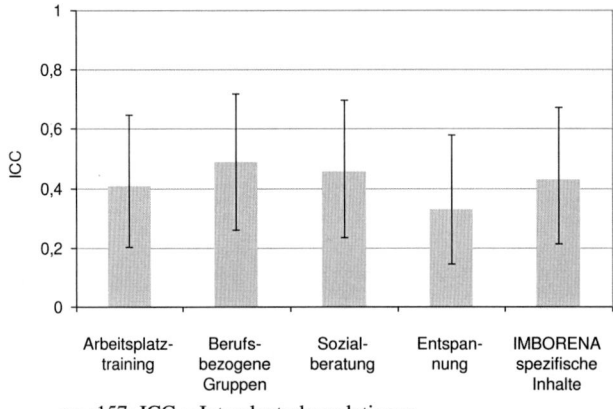

n = 157; ICC = Intraclusterkorrelationen

Abbildung 3-2: Intraclusterkorrelationen für Behandlungsdosis der spezifischen IMBORENA-Module

3.3 Primäres Zielkriterium

Sechs Monate nach Beginn der Nachsorge hatten die Teilnehmer der IMBORENA keine signifikant bessere Arbeitsfähigkeit als die Teilnehmer der IRENA. Dies zeigte sich sowohl in der ITT-Analyse (Tabelle 3-3) als auch der GP-Analyse (Tabelle 3-4).

3.4 Sekundäre Zielkriterien

Auch hinsichtlich der sekundären Zielkriterien unterschieden sich die Teilnehmer beider Behandlungsarme auf keinem der betrachteten Zielkriterien signifikant voneinander (Tabelle 3-3). Die Unterschiede waren in der GP-Analyse insgesamt etwas günstiger (Tabelle 3-4). Dies zeigte sich insbesondere bezüglich der Arbeitsunfähigkeitsdauer und der SF-36 Skala zur körperlichen Funktionsfähigkeit mit standardisierten Mittelwertdifferenzen von rund 0,2. Doch auch hier konnten keine signifikanten Effekte beobachtet werden.

Tabelle 3-3: Primäre und sekundäre Zielkriterien nach sechs Monaten (Intention-to-treat-Analyse)

	IMBORENA		IRENA					
	n	EMM (SE)	n	EMM (SE)	b	95 % KI	p	SMD
Work Ability Index	99	29,0 (0,6)	113	28,9 (0,6)	0,09	-1,63; 1,80	0,921	0,01
AUD in den vergangenen 3 Monaten	110	2,6 (0,5)	106	3,2 (0,5)	-0,62	-1,98; 0,74	0,371	0,12[#]
Körperliche Funktion (SF-36)	121	63,7 (1,9)	118	60,7 (1,9)	3,00	-1,93; 7,93	0,234	0,12
Körperliche Rollenfunktion (SF-36)	119	41,0 (3,6)	118	39,0 (3,6)	2,00	-7,87; 11,87	0,692	0,05
Körperliche Schmerzen (SF-36)	121	44,3 (1,8)	119	44,1 (1,8)	0,16	-4,81; 5,14	0,948	0,01
Allgemeine Gesundheit (SF-36)	118	54,0 (1,4)	119	53,2 (1,4)	0,72	-3,02; 4,46	0,706	0,04
Psychisches Wohlbefinden (SF-36)	121	63,3 (1,7)	119	63,5 (1,7)	-0,13	-4,37; 4,12	0,954	-0,01
Vitalität (SF-36)	121	48,2 (1,8)	119	46,7 (1,8)	1,53	-2,92; 5,97	0,501	0,07
Soziale Funktion (SF-36)	121	67,3 (2,1)	119	67,4 (2,1)	-0,06	-5,96; 5,85	0,985	0,00
Emotionale Rollenfunktion (SF-36)	115	64,1 (3,8)	119	62,2 (3,7)	1,91	-7,27; 11,09	0,683	0,04
Depressivität (PHQ-9)	118	7,3 (0,4)	120	7,4 (0,4)	-0,09	-1,16; 0,98	0,871	0,02[#]
Schmerz	117	4,9 (0,2)	117	4,8 (0,2)	0,11	-0,39; 0,61	0,672	-0,04[#]

[#] Regressionskoeffizient wurde mit -1 multipliziert, sodass eine positive standardisierte Differenz auf ein günstigeres Ergebnis für die IMBORENA verweist. AUD = Arbeitsunfähigkeitsdauer; b = unstandardisierter Regressionskoeffizient; EMM = Geschätzte Randmittelwerte; KI = Konfidenzintervall; PHQ = Patient Health Questionnaire; SE = Standardfehler; SF-36 = 36-Item Short-Form Health Survey; SMD = standardisierte Mittelwertdifferenz

Tabelle 3-4: Primäre und sekundäre Zielkriterien nach sechs Monaten (Good-Practice-Analyse)

	IMBORENA		IRENA				
	n	EMM (SE)	n	EMM (SE)	b	95 % KI	p	SMD
Work Ability Index	59	28,7 (0,9)	64	27,8 (0,8)	0,90	-1,44; 3,23	0,451	0,11
AUD in den vergangenen 3 Monaten	70	2,4 (0,6)	58	3,3 (0,7)	-0,82	-2,63; 0,99	0,373	0,16[#]
Körperliche Funktion (SF-36)	75	64,7 (2,2)	66	59,5 (2,4)	5,19	-1,17; 11,55	0,110	0,21
Körperliche Rollenfunktion (SF-36)	74	40,8 (4,8)	66	35,1 (5,1)	5,71	-7,94; 19,37	0,412	0,13
Körperliche Schmerzen (SF-36)	75	43,2 (2,3)	66	41,0 (2,4)	2,17	-4,31; 8,64	0,512	0,09
Allgemeine Gesundheit (SF-36)	73	54,2 (2,0)	66	52,5 (2,0)	1,72	-3,15; 6,60	0,488	0,09
Psychisches Wohlbefinden (SF-36)	75	60,1 (2,1)	66	62,8 (2,2)	-2,61	-8,66; 3,43	0,397	-0,12
Vitalität (SF-36)	75	46,4 (2,2)	66	46,0 (2,4)	0,32	-6,03; 6,67	0,921	0,01
Soziale Funktion (SF-36)	75	66,6 (2,8)	66	66,7 (3,0)	-0,12	-8,37; 8,13	0,977	0,00
Emotionale Rollenfunktion (SF-36)	72	57,5 (4,7)	66	54,9 (5,0)	2,56	-10,93; 16,04	0,710	0,06
Depressivität (PHQ-9)	74	7,6 (0,5)	67	7,3 (0,6)	0,30	-1,20; 1,81	0,695	-0,05[#]
Schmerz	72	4,9 (0,2)	65	5,0 (0,2)	-0,12	-0,75; 0,51	0,709	0,05[#]

Regressionskoeffizient wurde mit -1 multipliziert, sodass eine positive standardisierte Differenz auf ein günstigeres Ergebnis für die IMBORENA verweist. AUD = Arbeitsunfähigkeitsdauer; b = unstandardisierter Regressionskoeffizient; EMM = Geschätzte Randmittelwerte; KI = Konfidenzintervall; MW = Mittelwert; PHQ = Patient Health Questionnaire; SE = Standardfehler; SF-36 = 36-Item Short-Form Health Survey; SMD = standardisierte Mittelwertdifferenz

3.5 Intragruppeneffekte

Auch wenn keine signifikanten Gruppenunterschiede berichtet werden konnten, verbesserte sich der Gesundheitszustand der Teilnehmer seit Nachsorgebeginn erkennbar (Abbildung 3-3). So zeigten sich für Teilnehmer der IMBORENA durchaus klare Veränderungen auf dem Work Ability Index (SMD = 0,46; 95 % KI: 0,29 bis 0,62), eine deutlich reduzierte Arbeitsunfähigkeitsdauer (SMD = 1,38; 95 % KI: 1,14 bis 1,62) und Schmerzintensität (SMD = 0,38; 95 % KI: 0,19 bis 0,57) sowie verbesserte Werte für Indikatoren körperlicher Lebensqualität, z. B. der körperliche Rollenfunktion (SMD = 1,11; 95 % KI: 0,84 bis 1,38). Auf den psychischen Skalen konnten nur geringe Unterschiede zwischen Nach- und Ersterhebung (SMD = 0,14 bis 0,33) beobachtet werden. Die berichteten Veränderungen waren in beiden Gruppen allerdings gleich hoch.

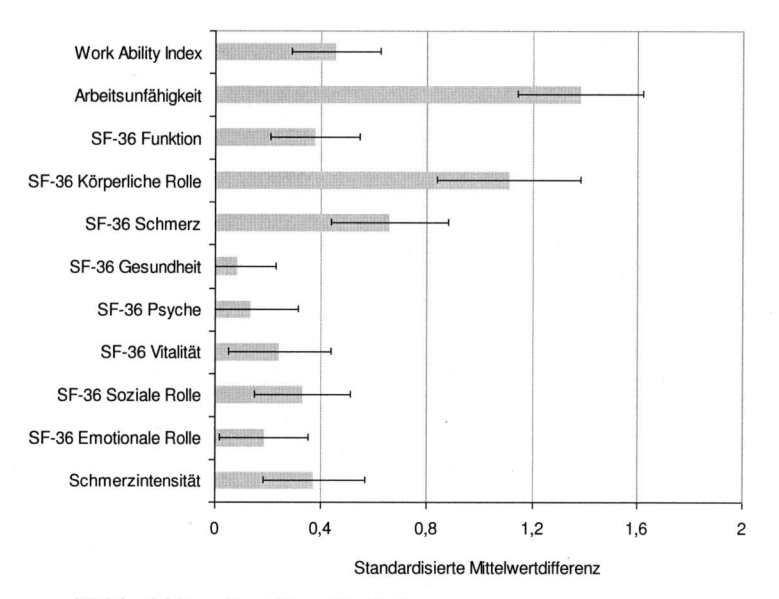

SF-36 = 36-Item Short-Form Health Survey

Abbildung 3-3: Intragruppeneffekte für Teilnehmer der IMBORENA

3.6 Moderatoranalysen

Die durchgeführten Moderatoranalysen zeigten, dass bestimmte Teilnehmer dennoch einen zusätzlichen Nutzen von der Teilnahme an der IMBORENA hatten. Die Ergebnisse beider Behandlungsgruppen differierten mit steigender Beeinträchtigung am Beginn, also geringeren Werten auf dem WAI, stärker voneinander. Personen mit geringer subjektiv bewerteter Arbeitsfähigkeit hatten nach sechs Monaten eine signifikant höhere körperliche Funktionsfähigkeit (b = 7,58; 95 % KI: 0,68 bis 14,49) und eine signifikant geringere Arbeitsunfähigkeitsdauer als vergleichbare Kontrollgruppenteilnehmer (b = -2,08; 95 % KI: -3,83 bis -0,33).

Tabelle 3-5: Vergleich IG vs. KG bei geringen, mittleren und hohe Ausgangswerten auf dem WAI

	SF-36 Körperliche Funktionsfähigkeit (n = 226)			Arbeitsunfähigkeitsdauer (n = 205)		
	b	95 % KI	p	b	95 % KI	p
Geringer WAI	7,58	0,68; 14,49	0,031	-2,08	-3,83; -0,33	0,020
Mittlerer WAI	3,11	-1,76; 7,98	0,211	-0,90	-2,13; 0,34	0,155
Hoher WAI	-1,37	-8,28; 5,55	0,699	0,29	-1,47; 2,04	0,750

b = unstandardisierter Regressionskoeffizient; KI = Konfidenzintervall; SF-36 = 36-Item Short-Form Health Survey; WAI = Work Ability Index; Kombinierte Parameterschätzer für geringen WAI (minus 1 Standardabweichung), mittleren WAI und hohen WAI der Ersterhebung (plus 1 Standardabweichung) aus Regressionsmodellen unter Berücksichtigung der multiplikativen Interaktion von ursprünglichem WAI und Behandlungsindikator

4 Diskussion

In der von uns durchgeführten Studie konnte eine höhere Wirksamkeit der IMBORENA im Vergleich zur IRENA nicht bestätigt werden. Auch bei adäquater Realisierung der Behandlungsmodule zeigte sich kein zusätzlicher Nutzen der IMBORENA. Lediglich sehr stark beeinträchtigte Personen profitierten stärker von der Teilnahme an einer IMBORENA.

Diese Ergebnisse sind vor dem Hintergrund der folgenden Schwächen der Studie zu sehen. Erstens war die Umsetzung des vereinbarten Behandlungsprotokolls trotz der vorangegangen Implementierungsphase in mehreren Zentren unbefriedigend. Zweitens wurde die angestrebte Fallzahl nicht erreicht. Die Beteiligungsquote bei der Nachbefragung war zwar deutlich günstiger als vorab kalkuliert, konnte die geringe Rekrutierung jedoch nicht völlig kompensieren. Drittens fehlte eine Kontrollgruppe ohne Teilnahme an einem strukturierten Nachsorgeangebot. Unsere primäre Frage war, ob die beschriebene Modifizierung der bestehenden IRENA zu besseren Ergebnissen führt. Diese Frage lässt sich anhand der Ergebnisse, zumindest kurzfristig, klar verneinen. Aufgrund einer fehlenden Kontrollgruppe ohne Nachsorge lässt sich nicht klären, ob und welcher Anteil der durchaus deutlichen Veränderungen in beiden Gruppen auf die Teilnahme an einem Nachsorgeprogramm zurückführen ist. Unklar bleibt also auch, ob die IRENA selbst ein wirksames Nachsorgeangebot darstellt.

Die interne und externe Validität unsere Studie wird durch ihr Design als randomisiert kontrollierte Multicenterstudie gestärkt. Die Randomisierung der Teilnehmer verhinderte einen Selektionsbias und realisierte vergleichbare Studiengruppen. Für die Generalisierbarkeit der berichteten Ergebnisse spricht, dass sich die teilnehmenden Rehabilitationseinrichtungen in vier verschiedenen Bundesländern befanden, verteilt auf zwei Mittelstädte und acht Großstädte. Die Heterogenität verschiedener Regionen in Deutschland mit unterschiedlichen Arbeitsmarktvoraussetzungen wurde folglich gut abgebildet. Die externe Validität wurde zudem dadurch gestärkt, dass statt hoch spezialisierter Universitätskliniken reguläre Rehabilitationszentren als Behandlungseinrichtungen gewählt wurden.

Die lediglich moderate Behandlungsgenauigkeit hat gezeigt, dass die Implementierung neuer Anforderungen schwierig ist und gezielter Anstrengungen bedarf. Die Umsetzung der vereinbarten Therapien ist dort weniger gut gelungen, wo eine zentrale Fortbildung für mehrere Zentren mit eher weniger Mitarbeitern pro Zentrum durchgeführt und dabei auf entsprechende Multiplikatoreffekte vertraut wurde. Zwar war die Unterstützung der Führung bzw. Leitung der Zentren aus unserer Sicht in allen Fällen gegeben; dies stellt aber offensichtlich kein hinreichendes Erfolgskriterium dar.

Derzeit werden bundesweit diverse Nachsorgestrategien erprobt und umgesetzt. Neben Kontrollstrategien und guten, offenbar auch nachhaltig wirksamen individuumszentrierten Habitualisierungsstrategien [37] sind hier vor allem Kompensationsstrategien zu nennen. Bei dem hier vorgestellten Konzept und der IRENA handelt es sich am ehesten um solche kompensatorischen Strategien, die die als zu kurz wahrgenommene „große Reha" um eine „kleine Reha" ergänzen sollen. Dieser kompensatorische Ansatz ist aufgrund der im internationalen Vergleich geringeren Behandlungsdosis der medizinischen Rehabilitation in Deutschland plausibel. Denkbar ist, dass sich dieser kompensatorische Ansatz durch einen stärkeren Fokus auf begleitete Eigeninitiative [37] weiter verbessern lässt. Zu berücksichtigen bleibt allerdings auch, dass Teilhabe nicht nur personenbezogen sondern auch umweltbezogen determiniert ist [38]. Neben Rentenversicherungsträgern, Rehabilitationseinrichtungen und Rehabilitanden bedarf es möglicherweise auch einer konsequenteren und stetigen Einbindung des Arbeitsgebers in eine gemeinsame Rehabilitations- und Nachsorgestrategie [39,

40]; zum Beispiel unter dem Dach des betrieblichen Eingliederungsmanagements.

Literatur

[1] Bethge M. Erfolgsfaktoren medizinisch-beruflich orientierter orthopädischer Rehabilitation. *Rehabilitation* 2011; 50:145-51

[2] Streibelt M, Hansmeier T, Müller-Fahrnow W. Effekte berufsbezogener Behandlungselemente in der orthopädischen Rehabilitation der Rentenversicherung. Ergebnisse einer randomisierten Verlaufsstudie. *Rehabilitation* 2006; 45:161-71

[3] Bethge M, Herbold D, Trowitzsch L et al. Work Status and Health-related Quality of Life Following Multimodal Work Hardening: A Cluster Randomised Trial. *J Back Musculoskelet Rehabil* 2011; 24:161-72

[4] Streibelt M. Validität und Reliabilität eines Screening-Instruments zur Erkennung besonderer beruflicher Problemlagen bei chronischen Krankheiten (SIMBO-C). *Rehabilitation* 2009; 48:135-44

[5] Löffler S, Wolf H-D, Neuderth S et al. Screening-Verfahren in der medizinischen Rehabilitation. In *Medizinisch-beruflich orientierte Rehabilitation*. Hillert A, Müller-Fahrnow W, Radoschewski FM (Hrsg.). Köln: Deutscher Ärzte-Verlag; 2009:133-40

[6] Alles T. Therapieplanung in der MBO-Rehabilitation: Zum Nutzen von Profilvergleichsverfahren und FCE-Systemen. *Praxis Klin Verhaltensmed Rehab* 2010; 86:33-9

[7] Isernhagen SJ. Functional capacity evaluation: Rationale, procedure, utility of the kinesiophysical approach. *J Occup Rehabil* 1992; 2:157-68

[8] Köpke KH. Aufwerten, ausbauen und systematisieren - Eine Analyse von Situation, Reformbedarf und innovativen Projekten zur Nachsorge in der Rehabilitation der Rentenversicherung. *Rehabilitation* 2005; 44:344-52

[9] Sibold M, Mittag O, Kulick B et al. Prädiktoren der Teilnahme an einer Nachsorge nach ambulanter Rehabilitation bei erwerbstätigen Rehabilitanden mit chronischen Rückenschmerzen. *Rehabilitation* 2011; 50:363-71

[10] Bendix AE, Bendix T, Haestrup C et al. A prospective, randomized 5-year follow-up study of functional restoration in chronic low back pain patients. *Eur Spine J* 1998; 7:111-9

[11] Jensen IB, Busch H, Bodin L et al. Cost effectiveness of two rehabilitation programmes for neck and back pain patients: A seven year follow-up. *Pain* 2009; 142:202-8

[12] Marhold C, Linton SJ, Melin L. A cognitive-behavioral return-to-work program: effects on pain patients with a history of long-term versus short-term sick leave. *Pain* 2001; 91:155-63

[13] Seger W, Petri B, Müller-Fahrnow W et al. Perspektiven der Rehabilitation. Ein Positionspapier des Ärztlichen Sachverständigenrates der Bundesarbeitsgemeinschaft für Rehabilitation (BAR) zur Weiterentwicklung der Rehabilitation. *Gesundheitswesen* 2008; 70:267-80

[14] Lamprecht J, Behrens J, Mau W et al. Das Intensivierte Rehabilitationsnachsorgeprogramm (IRENA) der Deutschen Rentenversicherung Bund - Berufsbegleitende Inanspruchnahme und Veränderungen berufsbezogener Parameter. *Rehabilitation* 2011; 50:186-94

[15] Empfehlungen zur Weiterentwicklung der Reha-Nachsorge in der Rentenversicherung [http://www.deutsche-rentenversicherung-bund.de/cae/servlet/contentblob/35358/publicationFile/2264/rahmenkonzept_nachsorge.pdf]

[16] Deutsche Rentenversicherung. *Reha-Bericht Update 2012. Die medizinische und berufliche Rehabilitation der Rentenversicherung im Licht der Statistik.* Berlin: Deutsche Rentenversicherung Bund; 2012

[17] Lamprecht J, Behrens J, Mau W et al. Das Intensivierte Rehabilitationsnachsorgeprogramm (IRENA) der Deutschen Rentenversicherung Bund: Therapiegeschehen und Ein-Jahres-Verlauf gesundheitsbezogener Parameter bei Rehabilitanden mit muskuloskelettalen Erkrankungen. *Phys Med Rehab Kuror* 2012; 22:253-7

[18] Briest J, Bethge M. Präferenzen für berufsorientierte Interventionen in der Rehabilitationsnachsorge: Ergebnisse einer Befragung in ambulanten Rehabilitationseinrichtungen. *Phys Med Rehab Kuror* 2013; 23:161-6

[19] Deutsche Rentenversicherung Bund. *Anforderungsprofil zur Durchführung der Medizinisch-beruflich orientierten Rehabilitation (MBOR) im Auftrag der Deutschen Rentenversicherung. 3., überarbeitete Auflage.* Berlin: Deutsche Rentenversicherung Bund; 2012

[20] Löffler S, Wolf HD, Gerlich C et al. *Entwicklung und Validierung eines generischen Screening-Instruments zur Identifikation von beruflichen Problemlagen und des Bedarfs an berufsorientierten und beruflichen Leistungen. Abschlussbericht.* Institut für Psychotherapie und Medizinische Psychologie, Julius-Maximilians-Universität Würzburg; 2007

[21] Voltmer E, Spahn C, Schaarschmidt U et al. Work-related behavior and experience patterns of entrepreneurs compared to teachers and physicians. *Int Arch Occup Environ Health* 2011; 84:479-90

[22] Kaluza G. *Gelassen und sicher im Stress.* Berlin: Springer; 2007

[23] Ilmarinen J. Work ability - a comprehensive concept for occupational health research and prevention. *Scand J Work Environ Health* 2009; 35:1-5

[24] Bullinger M, Kirchberger I. *SF-36 Fragebogen zum Gesundheitszustand.* Göttingen: Hogrefe; 1998

[25] Ware JE, Jr., Sherbourne CD. The MOS 36-item short-form health survey (SF-36). I. Conceptual framework and item selection. *Med Care* 1992; 30:473-83

[26] Lowe B, Spitzer RL, Grafe K et al. Comparative validity of three screening questionnaires for DSM-IV depressive disorders and physicians' diagnoses. *J Affect Disord* 2004; 78:131-40

[27] Jensen MP, Turner JA, Romano JM et al. Comparative reliability and validity of chronic pain intensity measures. *Pain* 1999; 83:157-62

[28] Deck R, Röckelein E. Zur Erhebung soziodemografischer und sozialmedizinischer Indikatoren in den rehabilitationswissenschaftlichen Forschungsverbünden. In *F rderschwerpunkt „Rehabilitationswissenschaften" - E pfehlungen der Arbeitsgruppen „Generische Methoden", „Routinedaten" und „Reha- kono ie". Volu e DRV-Schriften 16.* VDR (Hrsg.). Frankfurt a. M.: VDR; 1999:81-102

[29] Borm GF, Fransen J, Lemmens WA. A simple sample size formula for analysis of covariance in randomized clinical trials. *J Clin Epidemiol* 2007; 60:1234-8

[30] Hayes RJ, Moulton LH. *Cluster Randomised Trials.* Boca Raton, London, New York: Chapman & Hall/CRC; 2009

[31] Vickers AJ, Altman DG. Statistics notes: Analysing controlled trials with baseline and follow up measurements. *Bmj* 2001; 323:1123-4

[32] Searle SR, Speed FM, Milliken GA. Population Marginal Means in the Linear Model: An Alternative to Least Squares Means. *The American Statistician* 1980; 34:216-21

[33] Cohen J. *Statistical power analysis for the behavioral sciences*. New York: Academic Press; 1977

[34] Kazis LE, Anderson JJ, Meenan RF. Effect sizes for interpreting changes in health status. *Med Care* 1989; 27:S178-89

[35] Altman DG, Schulz KF, Moher D et al. The revised CONSORT statement for reporting randomized trials: explanation and elaboration. *Ann Intern Med* 2001; 134:663-94

[36] Smeets RJ, Maher CG, Nicholas MK et al. Do psychological characteristics predict response to exercise and advice for subacute low back pain? *Arthritis Rheum* 2009; 61:1202-9

[37] Deck R, Schramm S, Huppe A. Begleitete Eigeninitiative nach der Reha ("neues Credo") - ein Erfolgsmodell? *Rehabilitation* 2012; 51:316-25

[38] Bethge M, von Groote P, Giustini A et al. The world report on disability: a challenge for rehabilitation medicine. *Am J Phys Med Rehabil* 2014; 93:S4-S11

[39] Carroll C, Rick J, Pilgrim H et al. Workplace involvement improves return to work rates among employees with back pain on long-term sick leave: a systematic review of the effectiveness and cost-effectiveness of interventions. *Disabil Rehabil* 2010; 32:607-21

[40] Odeen M, Magnussen LH, Maeland S et al. Systematic review of active workplace interventions to reduce sickness absence. *Occup Med (Lond)* 2013; 63:7-16

Telefonische Sozialdienstliche Nachsorge zur Verbesserung der beruflichen Reintegration nach stationärer medizinischer Rehabilitation (SONATE)

Martin Vogel, Matthias Koch, Petra Lindemann-Sauvant, Sabine Nawothnig und Beate Schumacher

1 Einleitung

Für den mangelnden Erfolg von Rehabilitationsmaßnahmen bei Patienten mit chronischem Rückenschmerz sind nicht nur körperliche Faktoren, sondern insbesondere auch psycho-soziale Faktoren maßgeblich verantwortlich, wie z.B.

- Subjektive Erwerbs-/Krankheitseinschätzung
- Vorausgegangene Arbeitsunfähigkeitszeiten
- Rentenantragstellung
- beabsichtigte Aufgabe der Erwerbstätigkeit
- geringe Erwartungen an die Arbeitsfähigkeit nach Reha
- geringes monatliches Haushaltsnettoeinkommen
- reduziertes soziales Funktionsniveau.

Diese Faktoren werden oft als BBPL (besondere berufliche Problemlagen) zusammengefasst und können mit verschiedenen Screening-Instrumenten (SIBAR, SIMBO, Würzburger Fragebogen, WAI) gut identifiziert werden.

Rehabilitationskonzepte im Rahmen einer MBOR (medizinisch-beruflich orientierten Rehabilitation) richten sich verstärkt an Rehabilitanden mit einem entsprechenden Risikoprofil. Diese Programme enden gewöhnlich jedoch mit Abschluss der stationären Rehabilitationsmaßnahme.

Aus diesem Grund beschreibt die BAR (Bundesarbeitsgemeinschaft für Rehabilitation) in ihrem Praxisleitfaden: „Strategien zur Sicherung der Nachhaltigkeit von Leistungen zur medizinischen Rehabilitation ", dass es hier infolge des Paradigmenwechsels des SGB IX „Teilhabe statt Fürsorge" nicht nur um eine körperliche Funktionsverbesserung gehen kann, sondern auch „…nicht selten nach Abschluss der medizinischen Rehabilitation …eine weitere Unterstützung des Rehabilitanden zur Ermöglichung des Wiedereintritts ins Berufsleben erforderlich [ist]". Die gegenwärtig verfügbaren Nachsorgeangebote sind in o.g. Leitfaden aufgelistet; eine Maßnahme, die sich um eine Besserung der konkreten beruflichen Situation bemüht, ist nicht vorhanden. Vorgeschlagen wird die Ausstellung eines Nachsorgepasses, der neben den Diagnosen die Belastbarkeit des Rehabilitanden und konkrete Nachsorgeziele beinhaltet. Vorgeschlagen wird auch die Nennung einer Bezugsperson für die Nachsorgeaktivitäten. Explizit empfohlen wird hierzu z.b. eine nachstationäre telefonische Begleitung durch die Rehabilitationsklinik.

Die oben beschriebenen Defizite hinsichtlich einer berufsorientierten Nachsorge einerseits und den patientenseitigen Bedürfnissen andererseits legen es nahe, entsprechende Angebote auszubauen. Aufgrund ihrer Nähe zu allen berufsbezogenen Fragen erscheinen Sozialarbeiter eine prädestinierte Berufsgruppe, um diese berufsorientierte Nachsorge anzustoßen und zu begleiten.

In einer Umfrage an 305 Rehabilitanden unserer Klinik mit einer BBPL wurde von über 2/3 aller Befragten eine längerfristige Intervention, die sich um die Verbesserung berufsbezogener Kontextfaktoren kümmert, gewünscht, wobei - wegen der damit gegebenen Kontinuität - eine derartige Betreuung über den Sozialdienst der Rehabilitationsklinik favorisiert wurde.

Subjektive Wertigkeit einer sozialdienstlichen Betreuung über die Dauer der stationären Rehabilitation hinaus.	
Hat höchste Priorität	41%
Sehr wichtig	13%
Wichtig	13%
Mäßig wichtig	7%

Ähnliche Ergebnisse zeigt eine externe retrospektive Studie zur Schnittstellenoptimierung einer stationären psychosomatischen Rehabilitation. Hier gaben 66% der Rehabilitanden ein Jahr nach Entlassung an, dass sie sich eine nachstationäre Beratung durch die Sozialarbeiter der Klinik gewünscht hätten [1].

Dass spezifische Nachsorgeangebote zu einer Verbesserten Nachhaltigkeit von Nachsorgemaßnahmen führen, ist belegt [2,3].

2 Fragestellung

Mit der geplanten Studie soll untersucht werden, ob sich eine telefonische sozialdienstliche Nachbetreuung über den Zeitraum der stationären medizinischen Rehabilitation hinaus positiv auf die Umsetzung einer beruflichen Perspektive bzw. leidensgerechte Veränderung am Arbeitsplatz auswirkt.

Als Hauptzielkriterium wird die erfolgreiche berufliche Wiedereingliederung angesehen [4]. Weiterhin soll überprüft werden (Nebenzielkriterien), ob die vermehrte Auseinandersetzung der Rehabilitanden mit berufsbezogenen Kontextfaktoren zu einer Verbesserung in der subjektiven Funktions- und Gesundheitseinschätzung führt.

3 Vermutete Wirkfaktoren

1. Bei den Rehabilitanden besteht eine zeitlich schon lang anhaltende berufliche Problemlage, deren Lösung ihnen aufgrund des eigenen Leistungsbildes, der Anforderungen auf dem Arbeitsmarkt oder auch aufgrund der eigenen Persönlichkeitsstruktur alleine nicht möglich war. Dadurch, dass das übergeordnete Ziel – die berufliche Wiedereingliederung - in viele kleine (und realistisch umsetzbare) Teilschritte zerlegt wird, ist eine Umsetzung leichter möglich.

2. Wie sich in der Auswertung der aktuellen sieben MBOR-Pilotprojekte der DRV darstellt [5], scheint die häufige Auseinandersetzung mit der beruflichen Situation einen bedeutenden Einfluss auf die eigene Handlungskompetenz auszuüben; diese Auseinandersetzung wird durch die telefonischen Kontakte in der geplanten Studie verstärkt.

3. Die langfristige Begleitung des Rehabilitanden durch eine feste, zuverlässige und fachlich kompetente Bezugsperson des Sozialdienstes sollte sich über die entstehende Bindung positiv auf die Verfolgung der vereinbarten Ziele ausüben.

4. Angestrebt wird eine möglichst umfangreiche Einbindung weiterer Partner der beruflichen Reintegration (Arbeitgeber, Betriebsarzt, Personalrat, Reha-Fachberater, ggf. auch Angehörige). Dies erleichtert die Möglichkeiten zur Schaffung eines leidensgerechten Arbeitsplatzes und

nimmt dem Rehabilitanden die Angst vor unüberwindlichen Widerständen auf Seiten des Arbeitgebers.

Untersuchungen zur Effizienz einer solchen nachstationären telefonischen Betreuung bei beruflichen Problemlagen sind uns nicht bekannt.

4 Umsetzung

Es handelt sich um eine Nachsorge-Studie. D.h. während des stationären Aufenthaltes gibt es keine Unterschiede zwischen Interventionsgruppe und Kontrollgruppe. Alle Rehabilitanden mit einer BBPL werden über die geplante Studie im Rahmen einer Kleingruppe aufgeklärt. Zeitnah erhalten alle Rehabilitanden ein Erstgespräch beim Sozialdienst, in dem die berufliche Biographie und die jetzige Situation besprochen werden. Auch nehmen alle Rehabilitanden an den sozialrechtlichen Schulungen, die die Klinik anbietet, teil. Kurz vor Entlassung erfolgt ein zweiter Termin beim Sozialdienst, in dem die bisherigen Inhalte reflektiert werden und über weitere mögliche Schritte nach Entlassung gesprochen wird. Diese werden schriftlich in Form einer Zielvereinbarung fixiert und den Rehabilitanden mitgegeben. Eine externe Randomisierung erfolgt erst nach Beendigung der stationären Rehabilitation.

Mit den Rehabilitanden der Interventionsgruppe wird durch einen Mitarbeiter des Sozialdienstes im Abstand von jeweils zwei Monaten über ein Jahr lang telefonisch Kontakt aufgenommen. Dabei werden die bereits in der stationären Rehabilitation schriftlich fixierten Ziele thematisiert und deren Erreichungsgrad erfragt. Gegebenenfalls werden diese neu formuliert bzw. der neuen Situation angepasst. Die Patienten werden gefragt, welche Schritte bereits umgesetzt wurden (Termin in der Auskunfts- und Beratungsstelle vereinbart, Termin wahrgenommen, Ergebnis? Zielsetzung nicht weiter verfolgt, Gründe ...). Der Inhalt der Rückrufgespräche wird in standardisierter Form erfasst und in eine Erhebung eingepflegt.

Bei noch erhaltenem Arbeitsplatz wird die Kontaktaufnahme zwischen Sozialdienst und dem Arbeitgeber, dem Betriebsarzt oder dem Personalrat angeboten. Hier können weitere konkrete Schritte geplant und in die Zielvereinbarung übernommen werden.

Wenn der Reha-Fachberater während oder nach der Rehabilitation einbezogen wurde, so wird bei diesem telefonisch zum Sachstand nachgefragt; diese Information wird ggf. ins Beratungsgespräch der telefonischen Intervention integriert.

Das wesentliche Merkmal der Intervention besteht in der jeweiligen Erhebung des gegenwärtigen Standes der beruflichen Integration, der Abfrage, welche konkreten Ziele umgesetzt wurden und dem gemeinsamen Erarbeiten einer weiteren Strategie, die auch an die individuellen gesundheitlichen Probleme und das soziale Umfeld angepasst sein muss.

5 Ein- und Ausschlusskriterien

In die Studie eingeschlossen werden Rehabilitanden, die:

- eine besondere berufliche Problemlage aufweisen (SIBAR [6] in Skala I >= 9)
- eine orthopädische Erstdiagnose aufweisen
- jünger als 60 Jahre alt sind
- über ein vollschichtiges Leistungsbild auf dem allgemeinen Arbeitsmarkt verfügen

Rehabilitanden werden ausgeschlossen bei:

- schwerer psychischer Komorbidität
- Arbeitslosigkeit von über einem Jahr vor Antritt des Heilverfahrens
- laufendem Rentenantrag bzw. erfolgter Berentung

Die einzuschließende Gesamtstichprobe beläuft sich auf N = 440.

6 Mess- und Erhebungszeitpunkte, Zielgrößen

Zu Beginn der Rehabilitation werden soziodemographische Parameter (Alter, Geschlecht, Ausbildung, Beruf, Dauer der Tätigkeit im letzten Beruf, Tätigkeit im gelernten Beruf) erfasst, als standardisierte Instrumente kommen der Screeningfragebogen SIBAR [6], der Fragebogen zur Erfassung des erwerbsbezogenen Leistungsvermögens FELV [7] und der Fragebogen zur Reha-Motivation FREM 17 [8] zum Einsatz; die Dauer von Arbeitsunfähigkeit und Arbeitslosigkeit, sowie die Art der Erwerbstätigkeit werden erfragt.

Zum Ende der Rehabilitation werden nochmals SIBAR, FELV und die sozialmedizinische Leistungsbeurteilung erfasst. Nach einem Jahr werden die für die Haupt- und Nebenzielgrößen notwendigen Parameter per Fragebogen postalisch erhoben.

Hauptzielgröße

Erfolgreiche Wiedereingliederung (nach Bürger et al. [9]):
1. Innerhalb eines Jahres an einen Arbeitsplatz zurückgekehrt
2. Kein Rentenantrag gestellt bzw. nicht berentet
3. Nicht mehr als 12 Wochen arbeitsunfähig

Nebenzielgrößen

- Selbsteinschätzung des Leistungsvermögens (numerische Ratingskala)
- Funktionsbehinderungen im Alltag (FFbH-R [10])
- Allgemeinbeschwerden (SCL-90-R, Subskala Somatisierung [11])
- Gesundheitsbezogene Lebensqualität (NHP, Subskalen Schmerz, Schlafprobleme, Energieverlust [12])
- Katastrophisierende Kognitionen (FSS-CAT [13])
- Depressivität (CESD-K [14])
- Schmerz (numerische Ratingskala)
- Anzahl der Schmerzlokalisationen
- Subjektive Erwerbsprognose (SPE-Skala [15])
- Reha-Motivation (FREM-17 [8])
- Dauer der Arbeitslosigkeit innerhalb des nächsten Jahres nach Reha-Ende

7 Ausblick

Bei positivem Ergebnis soll das standardisierte und manualisierte sozialdienstliche Beratungsmodul Bestandteil der weiteren sozialdienstlichen Tätigkeit in unserer Klinik werden, wobei wir uns von der Studie auch Hinweise darauf erhoffen, für welche Patienten und mit welchem zeitlichen Einsatz eine solche Nachsorge sinnvoll erscheint.

Literatur

[1] Dhom-Zimmermann S, Anton E und Rüddel H (2012): Schnittstellenoptimierung nach medizinischer Rehabilitation zur beruflichen Rehabilitation, DRV-Schriften Band 98, S. 205-207

[2] Deck R, Hüppe A und Arlt AC (2009): Optimierung der Rehabilitationsnachsorge durch eine längerfristige Begleitung der Rehabilitanden. Die Rehabilitation, 48: 39-46.

[3] Deck R, Schramm S, Hüppe A (2011). Begleitete Eigeninitiative nach der Reha („neues Credo") – ein Erfolgsmodell? Rehabilitation 50: 1-10.

[4] Bürger W, Dietsche S, Morfeld M und Koch U (2002): Ambulante und stationäre orthopädische Rehabilitation – Ergebnisse einer Studie zum Vergleich der Behandlungsergebnisse und Kosten. Rehabilitation 41: 92-102

[5] MBOR-Management: Abschlussworkshop 16./17.4.2012 in Berlin

[6] Bürger W, Deck R (2009): SIBAR – ein kurzes Screening-Instrument zur Messung des Bedarfs an berufsbezogenen Behandlungsangeboten in der medizinischen Rehabilitation. Rehabilitation 48: 211 – 221

[7] Deck, R., T. Kohlmann, H. Raspe. Die Messung des Leistungsvermögens in der medizinischen Rehabilitation. In: Deutsche Gesellschaft für Public Health (Hrsg). Public-Health-Forschung in Deutschland, Bern u.a., Hans Huber, (1999), 104-108.

[8] Deck R, Zimmermann M, Kohlmann T, Raspe H (1998). Rehabilitationsbezogene Erwartungen und Motivationen bei Patienten mit unspezifischen Rückenschmerzen. Rehabilitation, 37, 140-146

[9] Bürger W, Dietsche S, Morfeld M, Koch U (2001). Multiperspektivische Einschätzungen zur Wahrscheinlichkeit der Wiedereingliederung von Patienten ins Erwerbsleben nach orthopädischer Rehabilitation – Ergebnisse und prognostische Relevanz. Rehabilitation 40: 217-225.

[10] Kohlmann T, Raspe H. Der Funktionsfragebogen Hannover zur alltagsnahen Diagnostik der Funktionsbeeinträchtigung durch Rückenschmerzen (FFbH−R). Rehabilitation; 1996: 35: I-VIII.

[11] Franke GH. SCL-90R: Symptom-Checkliste von L.R. Derogatis - Deutsche Version (2. überarbeitete Auflage). Göttingen: Beltz; 2002.

[12] Kohlmann, T, Bullinger M, Kirchberger-Blumstein I. Die deutsche Version des Nottingham Health Profile (NHP): Übersetzungsmethodik und psychometrische Validierung. Soz.- Präventivmed. 1997, 42: 175-185

[13] Flor H, Turk DC. Chronic back pain and rheumatoid arthritis: Predicting pain and disability from cognitive variables. J Behav Med 1998; 11: 251-265.

[14] Kohlmann T, Gerbershagen HU. CES-D, Deutsche Version [Electronic pdf file]. Verfügbar unter: http://www.drk-schmerzzentrum.de.drktg.de/mz/07_infos/7-5_schmerzfragebogen.php.

[15] Mittag O, Raspe H. Eine kurze Skala zur Messung der subjektiven Prognose der Erwerbstätigkeit: Ergebnisse einer Untersuchung an 4279 Mitgliedern der gesetzlichen Arbeiterrentenversicherung zu Reliabilität (Guttman-Skalierung) und Validität der Skala. Rehabilitation 2003; 42:169-174.

Fallmanagement als notwendige Ergänzung klinikinterner MBOR-Strategien

Oliver Niemann

1 Einleitung

Bei der Reintegration in das Erwerbsleben zeigt sich immer wieder, dass die Dauer der Arbeitsunfähigkeit ein Hemmfaktor darstellt. Mit länger andauernder Arbeitsunfähigkeit sinkt die Chance, Rehabilitanden – insbesondere auf den vorhandenen Arbeitsplatz – zu reintegrieren. Gerade unter diesem Aspekt ist es besonders wichtig, zielorientierte Maßnahmen für die Rückkehr auf den vorhandenen Arbeitsplatz bzw. in das Erwerbsleben durchzuführen.

2 Das Konzept MBOR der Deutschen Rentenversicherung Braunschweig-Hannover

Die Reha-Einrichtungen der Deutschen Rentenversicherung Braunschweig-Hannover (DRV BS-H) haben daher ihr Konzept auf MBOR (medizinisch-beruflich orientierte Rehabilitation) umgestellt, um Personen mit besonderen beruflichen Problemlagen zu identifizieren und ihnen entsprechend berufsbezogene Module in der medizinischen Rehabilitation anzubieten. Für diesen Personenkreis kann aber auch im Nachgang zur medizinischen Rehabilitation ein weiterer Betreuungsbedarf angezeigt sein, um den Erfolg der medizinischen Rehabilitation nachhaltig zu sichern und die Eingliederung ins Erwerbsleben zu erzielen.

Zu berücksichtigen sind hierbei auch die psychischen Belastungen der Rehabilitanden, insbesondere im Hinblick auf Ungewissheiten bezüglich der weiteren Perspektiven im beruflichen Bereich, die die Rückkehr auf den allgemeinen Arbeitsmarkt stark beeinflussen und sich gerade bei länger andauernder Arbeitsunfähigkeit negativ auswirken.

Für eine erfolgreiche Rehabilitation und insbesondere berufliche Reintegration ist es daher wichtig, den Prozess frühzeitig und zielorientiert zu begleiten und arbeitsplatzorientiert zu gestalten. Zu beachten sind neben den physischen Einschränkungen insbesondere auch die psychischen und sozialen Kontextfaktoren, die nicht selten auch einen großen Einfluss auf den Prozessverlauf haben.

3 Das Fallmanagement

Zweck und Ziel des Fallmanagements der DRV BS-H ist es, den Genesungsprozess zu begleiten und die Reintegration auf den Arbeitsplatz zu überwachen. Hierbei gilt es, die Rehabilitanden konkret zu unterstützen und bei Bedarf zu motivieren, die funktionalen bzw. psychischen Einschränkungen und die daraus folgenden Einschränkungen hinsichtlich der Aktivitäten und der Partizipation festzustellen und daraus folgend zeitnah die Notwendigkeit weiterer Interventionen zu erkennen. Des Weiteren sind die Rehabilitanden auch bezüglich Leistungen anderer Sozialleistungsträger zu beraten und deren Beantragung gegebenenfalls zu unterstützen. Letztendlich geht es darum, die Eingliederung auf den vorhandenen Arbeitsplatz zu begleiten und bei Bedarf und Zustimmung der Rehabilitanden Kontakt mit den Arbeitgebern aufzunehmen. Sollte eine Rückkehr auf den alten Arbeitsplatz aus gesundheitlichen Gründen nicht mehr möglich sein, sind schnellstmöglich weitere notwendige Maßnahmen zu initiieren.

Das Fallmanagement wird vom Reha-Fachberatungsdienst der DRV BS-H durchgeführt. Bei besonderen Indikationen wie zum Beispiel der Psychosomatik kann der Fachberatungsdienst ggf. Dritte (externe Fallmanager) mit der Betreuung beauftragen.

Die Zuweisung erfolgt direkt durch die Reha-Einrichtungen (in der Regel durch den Sozialdienst), wobei unterschiedliche Zuweisungskriterien für die somatische und die psychosomatische Reha vorliegen.

In der somatischen Rehabilitation werden folgende Personen den Fallmanagement zugewiesen:

- Rehabilitanden, bei denen die Weiterführung der zurzeit ausgeübten Tätigkeit gesundheitsbedingt zweifelhaft ist – unabhängig davon, ob sie arbeitsfähig oder arbeitsunfähig entlassen werden,
- Arbeitslose Rehabilitanden, die voraussichtlich ihre letzte Tätigkeit gesundheitsbedingt nicht mehr ausüben können.

Innerhalb der psychosomatischen Rehabilitation werden dem Fallmanagement folgende Personen zugewiesen:

- Rehabilitanden, bei denen die Rückkehr an den bisherigen Arbeitsplatz erschwert bzw. aufgrund der psychischen Erkrankung gefährdet und somit eine nachgehende Betreuung angezeigt ist.

Die Reha-Einrichtungen leiten das Fallmanagement mit den eigens hierfür entwickelten Vordrucken ein und übersenden diese direkt der örtlich zuständigen Fachberaterin bzw. dem örtlich zuständigen Fachberater.

Darüber hinaus erfolgt zudem in den eigenen Reha-Einrichtungen der DRV BS-H eine telefonische Nachbefragung, aus der sich weitere Fallmanagement-Fälle rekrutieren können. Dies ist immer dann der Fall, wenn während der eigentlichen Leistung zur medizinischen Rehabilitation davon ausgegangen wurde, dass die Rehabilitanden nach einer Zeit der Rekonvaleszenz ihre Arbeitstätigkeit wieder aufnehmen können, sich aber im Rahmen der telefonischen Nachbefragung herausstellt, dass weitere länger dauernde Arbeitsunfähigkeitszeiten vorliegen bzw. zu erwarten sind. Fälle der stufenweisen Wiedereingliederung sind indes grundsätzlich noch im Rahmen der telefonischen Nachbefragung zu begleiten, sofern nicht bereits eine intensive Betreuung der stufenweisen Wiedereingliederung angezeigt ist.

Der Reha-Fachberatungsdienst entscheidet über Art und Umfang der weiteren Betreuung und orientiert sich an Kriterien, wie zum Beispiel, ob ein Beschäftigungsverhältnis vorhanden bzw. die zuletzt ausgeübte Tätigkeit nicht mehr möglich ist. Ausschlaggebend für den Umfang und die Intensität der Betreuung kann auch die Dauer der vorliegenden Arbeitsunfähigkeit bzw. Arbeitslosigkeit sein. Insbesondere die Motivation und die Mitwirkungsbereitschaft sowie das Alter können den Betreuungsaufwand beeinflussen.

Während des Fallmanagements ist ebenfalls zu klären, ob weitere medizinische Leistungen anderer Träger (z.B. der Krankenkasse) erforderlich sind. Im Rahmen einer Sozialberatung sind hemmende Kontextfaktoren (z.B. Hinweis auf Schuldenberatung etc.) besonders zu thematisieren. Abschließend ist zu klären, ob weitere Leistungen der DRV BS-H (wie z.B. Leistungen zur Teilhabe am Arbeitsleben) erforderlich sind.

Der Reha-Fachberatungsdienst der DRV BS-H erfasst die Fallmanagement-Fälle in einer Excel-Tabelle, damit die Fallzahlen, der Betreuungsaufwand, aber auch der Eingliederungserfolg dargestellt werden können. Hierbei ordnet er die Rehabilitanden folgenden Fallgruppen zu:

- Fallgruppe A:
Rehabilitanden, die sich noch in einem Beschäftigungsverhältnis befinden, bei denen aber der Arbeitsplatz nicht leidensgerecht ist.

- Fallgruppe B:
Rehabilitanden, die sich noch in einem Beschäftigungsverhältnis befinden, arbeitsunfähig entlassen wurden, aber davon ausgegangen wurde, dass sie ihren Arbeitsplatz nach einer entsprechenden Rekonvaleszenzzeit wieder aufnehmen werden (hierunter fallen insbesondere Rehabilitanden, die uns aus der telefonischen Nachbefragung zugewiesen wurden).

- Fallgruppe C:
Dieser Fallgruppe sind arbeitslose Rehabilitanden zugeordnet, bei denen die zuletzt ausgeübte Tätigkeit nicht leidensgerecht ist. Diese Fallgruppe wird nochmals unterteilt in Rehabilitanden, für die Leistungen zur Teilhabe am Arbeitsleben durch die DRV BS-H angezeigt ist. Voraussetzung hierfür ist eine entsprechende Motivation (C 1).

  o Rehabilitanden, die keinen Anspruch auf Leistungen zur Teilhabe am Arbeitsleben durch die DRV BS-H haben, können auf Wunsch eine entsprechende Sozialberatung durch den Reha-Fachberatungsdienst erhalten (C 2).

  o Für die Fallgruppe C gilt zudem die Besonderheit, dass die Rehabilitanden aufgefordert werden, sich eigenverantwortlich beim Reha-Fachberatungsdienst zu melden.

Die Auswertung der Erfassungsdaten hat ergeben, dass dem Reha-Fachberatungsdienst im Jahre 2012 insgesamt 3.537 Rehabilitanden zugewiesen wurden. In 82,2 % erfolgte die Zuweisung noch während der medizinischen Reha-Leistung direkt aus der Klinik, 17,8 % waren Rehabilitanden, die aus der telefonischen Nachbefragung zugewiesen wurden. Die Verteilung der Fallzahlen auf die einzelnen Fallgruppen ergibt sich aus dem nachfolgenden Schaubild.

Abbildung 1: FM MBOR – Fallzahlen 2012 gesamt
Erledigungen FM MBOR nach Fallgruppen

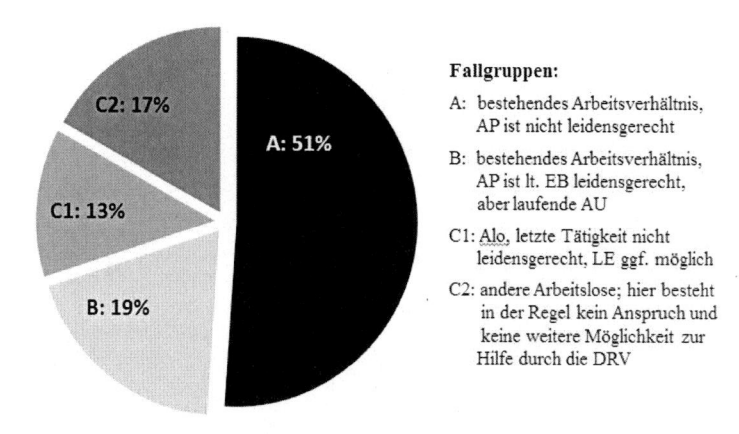

Fallgruppen:

A: bestehendes Arbeitsverhältnis, AP ist nicht leidensgerecht

B: bestehendes Arbeitsverhältnis, AP ist lt. EB leidensgerecht, aber laufende AU

C1: Alo, letzte Tätigkeit nicht leidensgerecht, LE ggf. möglich

C2: andere Arbeitslose; hier besteht in der Regel kein Anspruch und keine weitere Möglichkeit zur Hilfe durch die DRV

A: 51%
B: 19%
C1: 13%
C2: 17%

Quelle: Manuelle Messung des FBD RH

Im Rahmen der Erhebung des Reha-Fachberatungsdienstes werden auch entsprechende Erfolgskriterien erfasst, wie

- Arbeitsplatz erhalten
- neuer Arbeitsplatz gefunden
- Leistungen zur Teilhabe am Arbeitsleben (LTA) noch nicht abgeschlossen

Zudem ergibt sich für bestimmte Fallgestaltungen, dass keine Aussage über den Erfolg getätigt werden kann, wenn z.b. die Rehabilitanden kein Interesse an einer Betreuung durch den Reha-Fachberatungsdienst haben oder eher rentenorientiert eine abwartende Haltung einnehmen. Die prozentuale Verteilung auf diese Kriterien ergibt sich aus dem nachfolgenden Schaubild

Abbildung 1: Erfolg FM MBOR
Mit Detaildarstellung „keine Aussage zum Erfolg"*

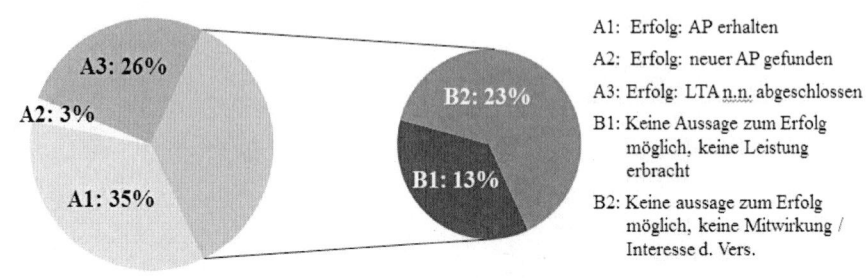

A1: Erfolg: AP erhalten
A2: Erfolg: neuer AP gefunden
A3: Erfolg: LTA n.n. abgeschlossen
B1: Keine Aussage zum Erfolg möglich, keine Leistung erbracht
B2: Keine aussage zum Erfolg möglich, keine Mitwirkung / Interesse d. Vers.

A1: 35%
A2: 3%
A3: 26%
B1: 13%
B2: 23%

Quelle: Manuelle Messung des FBD RH

*Fälle mit Erledigungsdatum in 2012 gesamt. Erledigungen des Fachberatungsdienstes der Fallgruppen A bis C1. In allen Fällen bestand lt. Klinik eine besondere berufliche Problemlage.

Die Auswertungen verdeutlichen, dass bei immerhin knapp zwei Drittel der betreuten Rehabilitanden der Arbeitsplatz erhalten oder ein neuer Arbeitsplatz gefunden wurde bzw. den Rehabilitanden zeitnah notwendige Leistungen zur Teilhabe am Arbeitsleben bewilligt wurden.

Für 36 % der Rehabilitanden konnte der Reha-Fachberatungsdienst keine Aussage zum Erfolg machen, weil entweder weitere Leistungen der DRV BS-H nicht möglich waren oder aber zu einem großen Anteil die Rehabilitanden aus verschiedenen Gründen kein Interesse an einer Betreuung durch die DRV BS-H hatten. Die Tatsache, dass die Reha-Einrichtungen bei der Auswahl der für das Fallmanagement infrage kommenden Rehabilitanden ein grobes Raster anwenden, und zum Beispiel Alter und Motivation der Rehabilitanden außer Acht lassen, bietet den Vorteil für den Reha-Fachberatungsdienst, diese Aspekte in eigener Zuständigkeit zu prüfen. Die Reha-Einrichtungen werden durch die wenig umfangreiche Prüfung entlastet und die DRV BS-H stellt sicher, dass ihr alle Rehabilitanden mit potenziellem Betreuungsbedarf zugewiesen werden. Allerdings hat der Reha-Fachberatungsdienst wenig Einfluss auf das Interesse der Rehabilitanden an einer Betreuung durch die Rentenversicherung. Insbesondere Rehabilitanden im rentennahem Alter sind eher weniger an einer beruflichen Integration interessiert. Lehnen die Rehabilitanden eine (derzeitige) Begleitung ab, wird das Fallmanagement beendet, die Rehabilitanden werden aber darauf hingewiesen, dass sie sich jederzeit bei Bedarf an unseren Reha-Fachberatungsdienst wenden können.

4 Fazit:

Die Deutsche Rentenversicherung Braunschweig-Hannover wertet dieses Ergebnis als sehr positiv, aber auch die Rehabilitanden begrüßen überwiegend die Unterstützung bei der Wiedereingliederung, sodass das Fallmanagement sukzessive auch auf nicht eigene Reha-Einrichtungen ausgeweitet werden soll, wenn dort ein entsprechendes MBOR-Konzept vorliegt.

Abschließend wird darauf hingewiesen, dass das Fallmanagement mittlerweile wissenschaftlich evaluiert wird.

Beratung und Vernetzung in der beruflichen Reha-Nachsorge - den Rehaprozess aktiv gestalten
Das Modellprojekt RehaFuturReal®

Norbert Gödecker-Geenen

1 Vorwort

Die Ausgestaltung der beruflichen Reha-Nachsorge erfolgt bundesweit bei den verschiedenen Leistungsträgern in diversen Formen und unterschiedlicher Intensität. Im Mittelpunkt steht immer das Kernziel der beruflichen Integration beim bisherigen Arbeitgeber oder die Ausgestaltung von Leistungen zur Teilhabe am Arbeitsleben. Das nachfolgend dargestellte Modellprojekt *RehaFuturReal®* ist ein warenzeichengeschützter neuer Beratungsansatz in der beruflichen Rehabilitation, den die DRV Westfalen in Kooperation mit dem Berufsförderungswerk (BFW) Dortmund durchführt.

Ziel ist es, die Beratungs- und Koordinierungsleistungen der Deutschen Rentenversicherung im Bereich der beruflichen und medizinischen Rehabilitation so zu optimieren, dass individuelle und passgenaue Leistungen unter verstärkter Einbindung der Betriebe in effektiver genutzten Zeiträumen für die Leistungsempfänger angeboten werden können. Die wissenschaftliche Evaluation des Modellprojekts erfolgt durch die Rheinisch-Westfälische Technische Hochschule (RWTH) Aachen (Lehr- und Forschungsgebiet Berufliche Rehabilitation/Prof. Dr. Will Spijkers).

2 Die Entstehung des Modellprojekts RehaFuturReal®

Das bundesweit durch das Bundesministerium für Arbeit und Soziales (BMAS) angestoßene Entwicklungsprojekt RehaFutur hatte zum Ziel, Konzepte und Aktivitäten zu entwickeln und zu bündeln, die sich mit den Herausforderungen der zukünftigen demografischen und sozialen Entwicklungen auseinandersetzen. Erarbeitet wurden Strategien und Handlungsfelder, die Beschäftigungsfähigkeit durch die nachhaltige Umsetzung von Individualisierung, Flexibilisierung und Integrationsorientierung im Rahmen des Rehabilitationsprozesses erreichen und sichern, vgl. [1].

Vor diesem Hintergrund hat die DRV Westfalen das Modellprojekt RehaFuturReal® entwickelt.

Reale Umsetzung von zentralen Eckpunkten des RehaFutur-Entwicklungsprozesses:

rehafuturReal

Prozesssteuerung durch individualisiertes Reha- und Integrationsmanagement	Flexible passgenaue Rehabilitationsangebote	Standardisierte Beratungs- und Prozessqualität
Förderung/Sicherung der Beschäftigungsfähigkeit	Direkte Arbeitgeberorientierung unter Einbindung der Leistungsträger und Betriebsärzte	Organisation individueller Integrationsprozesse Integrationsleistungen
Sicherung der Erwerbsfähigkeit bis zum Renteneintrittsalter	Aktive Beteiligung der Leistungsberechtigten bei Entscheidungen	Direkte und zeitnahe Vernetzung der beteiligten Akteure

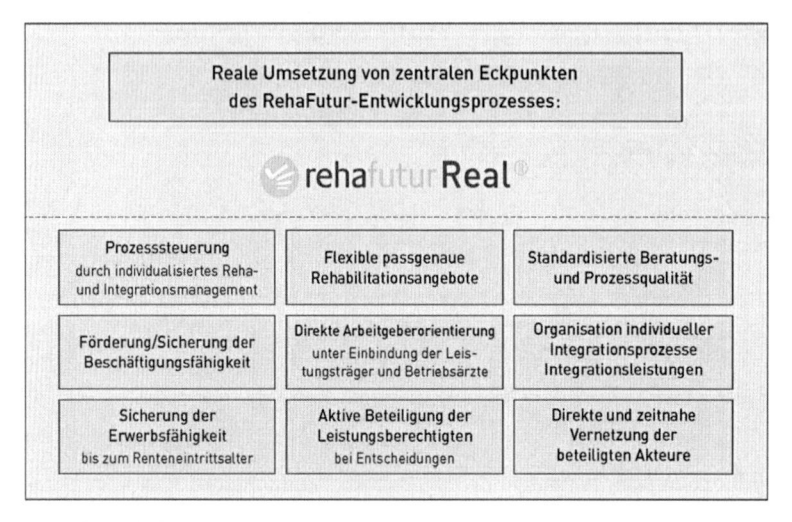

Abbildung 1: Kernziele von „RehaFuturReal "

3 Kernelemente der Rehabiltationsfachberatung

Schlüsselfigur des Modellansatzes ist der Rehabilitationsfachberater, dessen Funktion die Fallgestaltung, -begleitung und -steuerung ist. Er ist der zentrale Ansprechpartner (Case-Manager) für alle beteiligten Akteure und Institutionen. Die Basis für diesen umfassenden Beratungsansatz bildet das Theoriemodell des Case- und Care-Managements. Ziel ist es, die Beratungs- und Koordinierungsleistungen der Deutschen Rentenversicherung im Bereich der beruflichen und medizinischen Rehabilitation so zu optimieren, dass individuelle und passgenaue Leistungen unter verstärkter Einbindung der Betriebe in effektiver genutzten Zeiträumen für die Leistungsempfänger angeboten werden können. Beratungs- und Unterstützungsleistungen für die Rehabilitanden werden organisiert und systematisch koordiniert.

Die Methode ist planerisch, prozessorientiert und dokumentarisch nachvollziehbar, sowie evaluierbar. Der Ansatz bietet sich vor allem bei zeitlich begrenzten Beratungs- und Betreuungsprozessen an, bei Vorliegen von komplexen Problematiken und wenn eine Mehrzahl von Beteiligten in vernetzten Bezügen kooperieren. Das Case-Management-Modell gliedert sich in verschiedene Phasen des Beratungsprozesses, vgl. [2].

Die komplexe Beratungssituation des Casemanagements in der Rehabilitation erfordert ein umfassendes Kompetenzprofil für den in der Beratung tätigen Rehabilitationsfachberater. Er benötigt Kompetenzen in der Gesprächsführung mit gesundheitlich beeinträchtigten Menschen sowie kommunikative Fähigkeiten in der Kooperation mit verschiedenen Berufsgruppen und beteiligten Institutionen. Außerdem ist ein Grundverständnis für medizinische Fragen, Krankheiten und Behinderungen und ihre Auswirkungen insbesondere auf die berufliche Integration notwendig. Umfassende sozialrechtliche Kenntnisse insbesondere in den Bereichen Rehabilitations- und Schwerbehindertenrecht bilden den fachlichen Hintergrund für das methodische Vorgehen.

Kompetenzen des Beraters

Gesprächsführungskompetenz (insbesondere in der Kommunikation mit gesundheitlich beeinträchtigten Menschen)	Kommunikationskompetenzen (in der Kooperation mit verschiedenen Berufsgruppen und beteiligten Institutionen)	Netzwerkkompetenzen (Fähigkeit zur Kooperation und Interaktion innerhalb der Akteure und Beteiligten)	Grundverständnis für medizinische Fragen, Krankheiten und Behinderungen (ihre Auswirkungen insbesondere auf die berufliche Integration)
	KOMPETENZPROFIL DES BERATERS im Rahmen von rehafutur Real		
	Planungs- und Steuerungskompetenzen (insbesondere bei der Erstellung des Rehabilitationsplanes und der Steuerung des Rehabilitationsprozesses)	Sozialrechtliche Kenntnisse (insbesondere in den Bereichen Rehabilitations- und Schwerbehindertenrecht sowie SGB II und SGB III)	

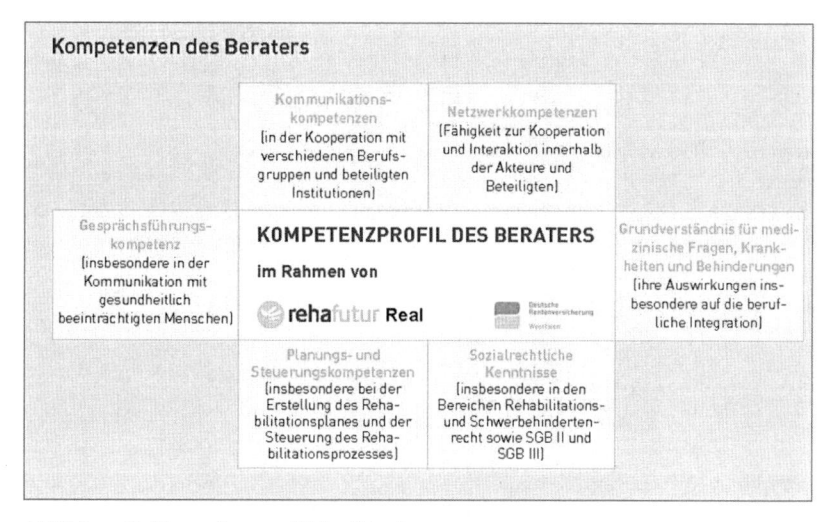

Abbildung 2: Kompetenzprofil des Beraters

Der Rehabilitand benötigt individuelle Beratung im Umgang mit seiner gesundheitlichen Situation und den daraus resultierenden Folgen insbesondere im Hinblick auf die berufliche Integration und das Verfahren zu Leistungen zur Teilhabe am Arbeitsleben. Notwendig sind Abstimmungsprozesse im Hinblick auf Entscheidungen und über weitere Schritte und Maßnahmen im Rahmen des beruflichen Rehabilitationsprozesses. Der Berater kontaktiert bei Bedarf den Arbeitgeber, andere Leistungserbringer und verschiedene Beteiligte im beruflichen Rehabilitationsverlauf um die weiteren Vorgehensweisen abzustimmen und zu beraten. Er initiiert Gespräche beim Arbeitgeber oder bei einem Leistungserbringer. Er reflektiert den jeweils aktuellen Sachstand und sorgt ggf. für notwendige Anpassungen. Im Rahmen des Rehabilitationsprozesses sind umfassende Vernetzungsleistungen zu erbringen. Die Komplexität des Rehabilitations- und Sozialsystems erfordert umfassende Kenntnisse über Verfahrensweisen, rechtliche Regelungen und Zuständigkeiten im Bereich der Leistungen zur Teilhabe behinderter Menschen. Im Rahmen dieser Vermittlungsfunktion koordiniert der Rehabilitationsfachberater einen kommunikativen Prozess zwischen den am Rehabilitationsverlauf beteiligten Akteuren und Institutionen. Es geht dabei vor allem um einen gezielten, planvollen und transparenten Informationstransfer, vgl. [3].

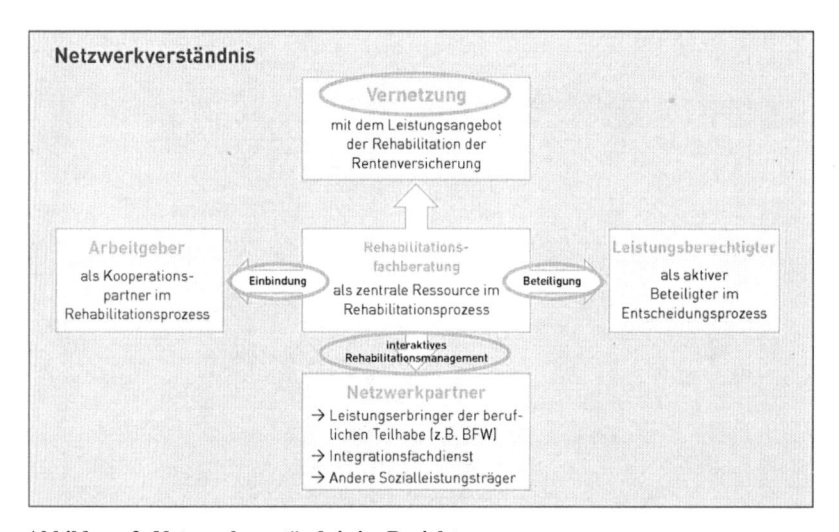

Abbildung 3: Netzwerkverständnis im Projekt

Zentrale Funktion eines gezielten Rehabilitations-Fallmanagements im Bereich der Leistungen zur Teilhabe am Arbeitsleben ist es, den Reha-Gesamtprozess zu planen und federführend zu steuern, um ggf. auch Korrekturen vorzunehmen. Der Rehabilitationsfachberater führt mit dem Rehabilitanden zu Beginn des Beratungsprozesses ein umfassendes Assessment durch und sorgt für die Erstellung und Umsetzung des Teilhabeplanes (vgl. § 13 Abs. 2 Nr. 3 SGB IX). Diese Maßnahmen haben das Ziel, die nach dem individuellen Bedarf voraussichtlich erforderlichen Leistungen funktionsbezogen festzustellen und so zusammenzustellen, dass sie nahtlos ineinander greifen (vgl. §§ 10 bis 13 SGB IX).

4. Besondere Rolle der Rehabilitationskliniken - Verzahnung von medizinischer und beruflicher Rehabilitation

Die zeitnahe Vernetzung der medizinischen in die berufliche Rehabilitation funktionierte bisher nur unzureichend. Dies belegen auch mehrere aktuelle Untersuchungen im Rahmen von Modellprojekten in Rheinland-Pfalz und NRW. Der Zeitraum zwischen Entlassung aus der Reha-Klinik und der ersten Beratung des Reha-Fachberaters der Rentenversicherung sollte erheblich verkürzt werden, um einen nachhaltigen beruflichen Integrationserfolg zu sichern. Konzepte der Medizinisch-beruflich orientierten Rehabilitation (MBOR) sind nur wenig effektiv, wenn die Verzahnung in die nachgehende berufliche Integration nicht gesichert wird.

Die DRV Westfalen implementierte deshalb Mitte 2013 im Rahmen des Modellprojekts RehaFuturReal® ein zeitnahes Vernetzungsverfahren zwischen den Reha-Kliniken und der Hauptverwaltung. Dabei gilt es, die verwaltungsmäßigen Abläufe möglichst effektiv und effizient zu gestalten, z. B. durch die Nutzung moderner Kommunikationstechniken. Um für die Patientengruppe mit besonderen beruflichen Problemlagen frühzeitig ein spezifisches Behandlungs- und Rehabilitationskonzept zu erstellen, das auf eine geeignete Integrationsperspektive ausgerichtet ist, müssen Kliniken, Leistungsträger und Reha-Fachberater der DRV eng vernetzt kooperieren.

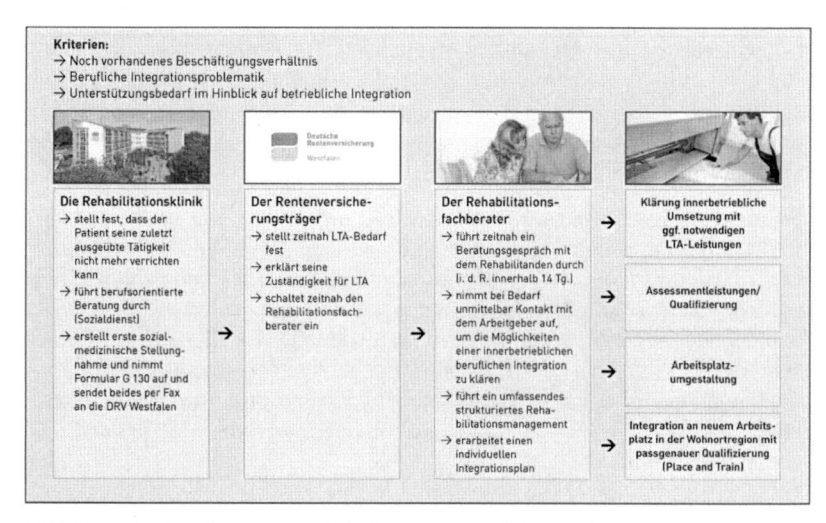

Abbildung 4: Verzahnung medizinischer und beruflicher Reha

5 Der Prozess der beruflichen Teilhabe konkret

Phase 1: Berufsbezogenes Screening und Assessment
Mit einem berufsbezogenen Assessment- und Screening-Instrument werden die Rehabilitanden mit einem vorliegenden Beratungs- und Unterstützungsbedarf im Bereich der beruflichen Integration ermittelt. Bedeutsam sind hier vor allem die Selbsteinschätzung des Patienten im Hinblick auf die Berufsrückkehr sowie die Einschätzung der Belastbarkeit durch den behandelnden Mediziner. Andere Indikatoren, die für eine Problematik im Bereich der beruflichen Integration sprechen, sind, das Vorliegen längerer Arbeitsunfähigkeit, bestehende Arbeitslosigkeit sowie Arbeitsplatzkonfliktproblematiken und psychische Problemlagen.

Phase 2: Berufsbezogene individuelle Beratung
Im Rahmen der individuellen und berufsbezogenen Beratung durch den Rehabilitationsfachberater erfolgt eine umfassende Abklärung der beruflichen Situation. Durch die Berufsanamnese werden die Art der Ausbildung, die zuletzt ausgeübte berufliche Tätigkeit, Angaben zum Betrieb, zur Betriebszugehörigkeit und zum Betriebsklima umfassend erhoben. Im Mittelpunkt steht aber auch die Auseinandersetzung mit der Erkrankung/Beeinträchtigung und ihren Folgen im Hinblick auf die weitere Berufsausübung/Berufsfähigkeit. Der Rehabilitand erhält bereits Informationen über die Möglichkeiten der beruflichen Teilhabe.

Phase 3: Erarbeitung eines Teilhabeplans
Gemeinsam mit dem Rehabilitanden werden der Teilhabeplan und mögliche Umsetzungsansätze erörtert. Der Fokus richtet sich vor allem auf die zukünftigen Perspektiven im Hinblick auf die berufliche Integration. Ziel dieser Phase ist es, ein möglichst hohes Maß an Identifikation und Motivation für den beruflichen Integrationsprozess zu erreichen.

Phase 4: Vernetzung und Koordination
In dieser Phase erfolgt Konkretisierung und Umsetzung des Teilhabeplans. Dazu sind zahlreiche Vernetzungsleistungen mit den am beruflichen Integrationsprozess beteiligten Institutionen erforderlich. Notwendig sind die Nutzung der verschiedenen Ressourcen des Rehabilitanden und die Einbeziehung des Netzwerks der Rehabilitation. (Arbeitgeber, Betriebsarzt, Einrichtungen der beruflichen Rehabilitation, Integrationsamt). Ziel aller Bemühungen ist die erfolgreiche und passgenaue Integration des Rehabilitanden in das Erwerbsleben.

Phase 5: Evaluation und Überprüfung der Leistungen
Nach erfolgter Umsetzung des Rehabilitationsplans erfolgen eine standardisierte Überprüfung der Durchführung des Teilhabeplans sowie die Klärung bzgl. der Erreichung der Rehabilitationsziele. Im Mittelpunkt steht die Frage der konkreten dauerhaften beruflichen Integration, vgl. [4,5,6].

6 Ergebnisse des Modellversuchs

6.1 Methodik

Im Rahmen eines Modellversuchs wurden insgesamt 100 Einzelfälle nach diesem neuen Beratungsverfahren begleitet und unterstützt. Deren Rekrutierung fand nach folgenden Kriterien statt:

- noch vorhandener Arbeitsplatz
- vorliegende berufliche Eingliederungsproblematik
- Unterstützungsbedarf im Bereich der beruflichen Integration

Die Rehabilitanden wurden über unterschiedliche Zugänge rekrutiert (Medizinische Rehabilitation, Standardverfahren „Leistungen zur Teilhabe am Arbeitsleben", Fälle aus dem Betrieblichen Eingliederungsmanagement). Nach festgestelltem Rehabilitationsbedarf durch die Verwaltung erfolgte die direkte Abgabe an den zuständigen Rehabilitationsfachberater, der von diesem Zeitpunkt an die individualisierte Fallsteuerung übernahm. Die Rehabilitanden wurden nachgehend durch ein individualisiertes und strukturiertes Reha-Management unterstützt und begleitet.

6.2 Ergebnisse

Die Teilnehmer

Die größte Anzahl der Teilnehmer (78 %) rekrutierte sich aus der medizinischen Rehabilitation aus verschiedenen Indikationsbereichen. Der Altersdurchschnitt der Rehabilitanden lag bei 47,3 Jahren (Altersspanne 33 - 57 Jahre), also ein für berufliche Teilhabeleistungen eher höheres Lebensalter. Der berufliche Status war fast hälftig aufgeteilt in Facharbeiter (47 %) und angelernte Arbeiter (53 %) vorwiegend aus dem gewerblich-technischen Bereich. Bemerkenswert war bei dem ausgewählten Personenkreis die Beschäftigungsdauer im Betrieb. Sie lag bei 70 % der Teilnehmer über 10 Jahre (16 – 20 Jahre: 37 % und 21 – 30 Jahre: 22 %). Aufgrund des zum größten Teil sehr frühzeitigen Vorgehens lag die Arbeitsunfähigkeitsdauer

(Zeitpunkt: LTA-Antragstellung) bei 65 % der Teilnehmer bei 3 - 6 Monaten, also eine relativ kurze Zeitdauer.

Beteiligte Betriebe

35 % der Betriebe hatte eine Betriebsgröße zwischen 50 und 250 Mitarbeitern, gefolgt von Betrieben zwischen 251 und 500 Mitarbeitern (27 %) (Weitere Betriebsgrößen-Kategorien: 10 - 50 Mitarbeiter: 15 %, 500 - 1000 Mitarbeiter: 23 %). 41% der Betriebe gehören im weitesten Sinne zur Metallbranche, 26 % zum Bereich Handwerk (Holz, Elektro, Sanitär), 12% produzierendes Gewerbe, 9 % Speditionsgewerbe und 12 % zu diversen Branchen.

Durchgeführte Interventionen im Rahmen des strukturierten Rehamanagements

Das strukturierte Rehamanagement begann bei allen Rehabilitanden mit einem umfangreichen, standardisierten Anamnesegespräch (97 %). In 82 % der Fälle wurde die Kontaktaufnahme zum Betrieb verabredet und nachgehend ein gemeinsamer Betriebsbesuch durchgeführt mit dem Ziel der Klärung der innerbetrieblichen Perspektiven. Die hohe Quote der Betriebsbesuche ergab sich aufgrund eines pro-aktiven Vorgehens durch den Reha-Fachberater der DRV. Die Rolle des Fachberaters wurde als unterstützende und vermittelnde Funktion dargestellt, die dem Arbeitgeber Möglichkeiten und Leistungen der beruflichen Teilhabe vorstellen kann. Die Gespräche in den Betrieben wurden meist in den betrieblichen Teams des Betrieblichen Eingliederungsmanagements (BEM) geführt.

Als ergänzende Dienstleistung wurde ein Integrationsberater eines BFW mit in den Betrieblichen Beratungsprozess einbezogen (bei 49 % der Rehabilitanden). Er erbrachte vor allem technische Beratungsleistungen sowie Bildungs- und Qualifizierungsberatung. Bei einigen Rehabilitanden (18 %) ergab sich keine betriebliche Lösung (in der Regel Kleinbetrieb oder Monostruktur) beim bisherigen Betrieb. In diesen Fällen wurde gemeinsam mit dem Integrationsberater (BFW) ein integrationsorientiertes Gespräch geführt. Ziel war hier die Erarbeitung einer tragfähigen Integrationsperspektive bei einem neuen Arbeitgeber. Aufgabe des BFW-Beraters war nachgehend die Suche eines potenziellen Arbeitgebers in der Wohnregion des Rehabilitanden, um mögliche Vermittlungsperspektiven mit begleitender Qualifizierung im Rahmen von Leistungen zur Teilhabe am Arbeitsleben zu prüfen.

Integrationsperspektiven

Durch das individualisierte strukturierte Vorgehen wurden sehr unterschiedliche kreative Integrationsperspektiven für die Rehabilitanden erreicht. Die hohe Quote der Rehabilitanden, für die eine konkrete Integrationsperspektive zum großen Teil in Absprache mit Arbeitgebern erreicht werden konnte (74 %), spricht für diese beratungsintensive und betriebsorientierte Vorgehensweise. Bei fast der Hälfte der Integrationsfälle waren qualifizierende Leistungen (Umschulung, Teil-Qualifizierungen, Dauer: neun bis 24 Monate) erforderlich. Bei einem geringen Teil handelte es sich um die Ausstattung mit technischen Hilfen (7 %). Auch Eingliederungszuschüsse (meist 1 - 3 Monate - Lohnzuschuss an den Arbeitgeber) waren nur in relativ geringer Anzahl notwendig (9 %).

Interessant ist auch die Quote der Rehabilitanden, für die eine betriebliche Integrationslösung erarbeitet werden konnte, ohne dass konkrete Leistungen zur Teilhabe am Arbeitsleben notwendig wurden (12 %). Im Rahmen des betrieblichen Integrationsgesprächs hatte sich gezeigt, dass durch meist kleinere organisatorische oder strukturelle Veränderungen am Arbeitsplatz eine Integration beim bisherigen Arbeitgeber möglich war, obwohl die Empfehlung aus der Rehabilitationsklinik anderslautend war.

Für einen geringen Teil der Rehabilitanden konnte trotz intensiver Bemühungen innerhalb eines Jahres keine Integrationsperspektive erarbeitet werden (10 %). Diese Gruppe erfüllt drei konkrete Merkmale, die als Integrationshindernisse angesehen werden können. Die Rehabilitanden sind über 50 Lebensjahre alt, sie haben eine oder mehrere beeinträchtigende Erkrankungen und sind nicht oder nur mangelhaft qualifiziert. Als weiteres deutliches Integrationshindernis sind schwere Arbeitsplatzkonfliktproblematiken zu nennen.

7 Ausblick: Implementierung in einer Modellregion

Die DRV Westfalen hat den vorgestellten Beratungsansatz ab Frühjahr 2013 in einer Modellregion (Dortmund/Ruhrgebiet/Südliches Westfalen) fest integriert und für diesen Implementierungsprozess eine entsprechende wissenschaftliche Begleitforschung (RWTH Aachen, Lehr- und Forschungsgebiet Berufliche Rehabilitation/Prof. Dr. Will Spijkers) eingebunden (Projektzeitraum 2,5 Jahre). So wird man umfassende und vertiefende wissenschaftliche Ergebnisse zu Fragen der Effektivität, der Effizienz sowie im Hinblick auf den nachhaltigen Integrationserfolg erhalten.

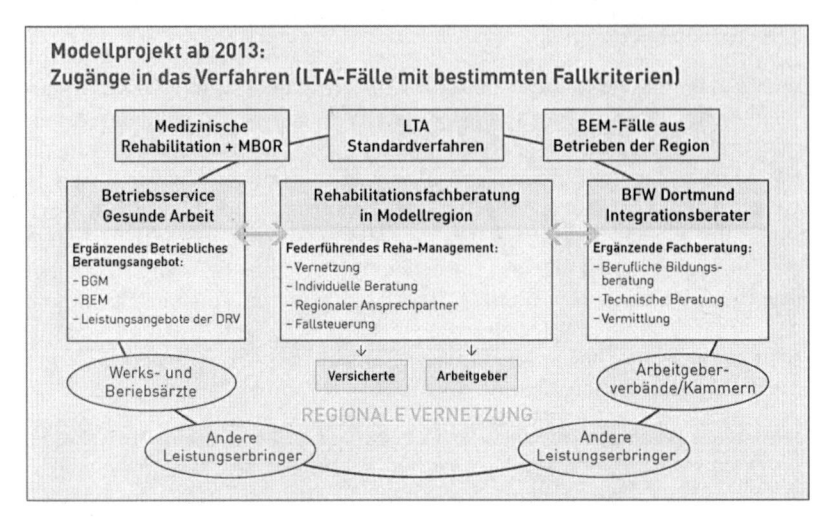

```
┌─────────────────────────────────────────────────────────────────────────┐
│ Modellprojekt ab 2013:                                                  │
│ Zugänge in das Verfahren (LTA-Fälle mit bestimmten Fallkriterien)       │
│                                                                         │
│        Medizinische           LTA              BEM-Fälle aus            │
│      Rehabilitation + MBOR  Standardverfahren  Betrieben der Region     │
│                                                                         │
│      Betriebsservice      Rehabilitationsfachberatung   BFW Dortmund    │
│      Gesunde Arbeit       in Modellregion               Integrationsberater │
│                                                                         │
│   Ergänzendes Betriebliches   Federführendes Reha-Management:   Ergänzende Fachberatung: │
│   Beratungsangebot:           – Vernetzung                      – Berufliche Bildungs- │
│   – BGM                       – Individuelle Beratung             beratung │
│   – BEM                       – Regionaler Ansprechpartner      – Technische Beratung │
│   – Leistungsangebote der DRV – Fallsteuerung                   – Vermittlung │
│                                                                         │
│      Werks- und            Versicherte  Arbeitgeber       Arbeitgeber-  │
│      Beriebsärzte                                         verbände/Kammern │
│                           REGIONALE VERNETZUNG                          │
│         Andere                                               Andere     │
│      Leistungserbringer                                  Leistungserbringer │
└─────────────────────────────────────────────────────────────────────────┘
```

Abbildung 5: Umsetzung RehaFuturReal® in einer Modellregion

Die Modellregion wurde aufgrund der gestiegenen Beratungsanforderungen mit zusätzlichen Beratungsfachkräften ausgestattet (Steigerung der Beratungsfachkräfte um 25 %). Die Berater benötigen umfassende Beratungskompetenzen für diese anspruchsvolle Aufgabe. Alle beteiligten Berater/Innen erhalten deshalb eine berufsbegleitende, zertifizierte Case-Management-Qualifizierung nach dem Standard der Deutschen Gesellschaft für Case- und Care Management. Sie wird als Inhouse-Schulung in der DRV Westfalen über einen 2-Jahreszeitraum durchgeführt. Der Handlungsansatz des Case- und Care Managements bietet die notwendige Handlungsgrundlage sowie das notwendige Instrumentarium, um die verschiedenen Leistungsangebote der Rehabilitation im Rahmen eines kommunikativen Prozesses mit den Beteiligten zu steuern/zu koordinieren und die Ressourcen des Rehabilitanden und des Netzwerks der Rehabilitation optimal zu nutzen, vgl. [2].

Der Handlungsansatz RehaFuturReal® der DRV Westfalen ist eine innovative und zukunftsorientierte Weiterentwicklung der rehabilitativen Versorgung eines Rentenversicherungsträgers [7]. Die Akteure und Beteiligten profitieren von einer intensivierten Kooperation und Vernetzung. Die Rehabilitationsleistungen werden individuell, zeitnah, flexibel und passgenau erbracht. Die Steuerung und Organisation des Eingliederungsprozesses wird erheblich optimiert. Die Konzeption unterstützt in hohem Maße die Kernziele der beruflichen Teilhabe [8].

Literatur

[1] Riedel H- P, Schmidt C, Reinsberg B, Klügel T. Ergebnisse und Empfehlungen zur beruflichen Rehabilitation aus dem Entwicklungsprojekt RehaFutur. Rehabilitation 2012; 51: 1-5

[2] Löcherbach P, Klug W, Remmel-Faßbender R, Wendt W R (Hrsg.). Case- Management: Fall- und Systemsteuerung in der Sozialen Arbeit, 4. Aufl., München, 2009

[3] Gödecker-Geenen N, Riedel H-P, Keck T. Berufliche Teilhabe integrationsorientiert gestalten. Rehabilitation 2013; 52: 126–131

[4] Mühlum A, Gödecker-Geenen N. Soziale Arbeit in der Rehabilitation, München 2013

[5] Wendt W R. Beratung und Case Management. Heidelberg, 2012

[6] Culley S. Beratung als Prozeß. 5. Auflage, Weinheim/Basel, 2013

[7] Keck, T., Gödecker-Geenen, N.: Neue Beratungsangebote in der Rehabilitation,; in: RV-aktuell, 11/2012, 355 – 359, Berlin 2012

[8] Deutsche Akademie für Rehabilitation e.V./Deutsche Vereinigung für Rehabilitation e.V. (Hrsg.): Weiterentwicklung der beruflichen Rehabilitation auf Basis der Empfehlungen der wissenschaftlichen Fachgruppe RehaFutur unter Beteiligung der Akteure - Projekt zur Koordination des Entwicklungsprozesses – Abschlussbericht, 2012

Möglichkeiten und Limitierungen neuer Medien in der Reha-Nachsorge

Kerstin Mattukat und Wilfried Mau

1 Einleitung

In bisherigen Interventionsstudien wurden neben schriftlichen Nachbefragungen und Nachsorgeimpulsen per Post vor allem Nachsorgemaßnahmen über telefonische Kontakte erprobt. Einer Übersichtsarbeit von Sewöster et al. [1] fand insgesamt 16 randomisierte kontrollierte Studien, darunter in der kardiologischen (sechs Studien), orthopädischen (drei Studien), psychosomatischen (zwei Studien) und onkologischen Rehabilitation (zwei Studien), aber auch im Bereich der Rehabilitation bei Stoffwechselerkrankungen, wie Diabetes Mellitus II und Adipositas. Die Machbarkeit dieser Maßnahmen sei gut belegt, die Akzeptanz bei den Rehabilitanden hoch. Kurz- bis mittelfristig (sechs bis 12 Monate) konnten kleine bis mittlere Effekte nachgewiesen werden. Die Wirksamkeit für verschiedene Outcomes fiel jedoch unterschiedlich aus [1]: Die körperliche Aktivität konnte erfolgreich gesteigert und das Risiko für koronare Herzerkrankungen reduziert werden. Die Wirksamkeit telefonischer Nachsorge-Maßnahmen für den Erhalt der Erwerbstätigkeit, die Steigerung der Lebensqualität und die Rauchabstinenz fiel uneinheitlich aus, für die Reduktion von Depressivität und Schmerzen konnte sie bislang nicht belegt werden. Der Zusammenhang zwischen der Betreuungsintensität in der Nachbetreuungsphase (zwei bis 12 Telefonkontakte) und der daraus resultierenden Wirksamkeit ist zudem ungeklärt. Die Interventionsstudien litten teilweise unter hohen Dropoutraten in den Nacherhebungen. Die Gründe hierfür sind sicherlich vielfältig. Es ist jedoch anzunehmen, dass u.a. die telefonische Erreichbarkeit der Patienten zu den Arbeitszeiten der aktiv in die Nachbetreuung involvierten Mitarbeiter (geschultes Personal, Pflegekräfte, Psychologen, Sporttherapeuten) nicht immer gegeben sein dürfte. Hier stellt sich die Frage nach alternativen Kommunikationswegen, um die Patienten zeitunabhängig zu erreichen und diesen ebenso flexibel zu ermöglichen, auf die Nachsorgebotschaften zu reagieren.

2 Mediennutzung in Deutschland

Mittlerweile sind über Dreiviertel der Deutschen (77,2 %) – also 54,2 Mio. Personen über 14 Jahren – aktive Internetnutzer [2]. Laut der ARD/ZDF-Onlinestudie 2013 verbringt jeder Deutsche durchschnittlich 169 Minuten pro Tag im Internet. Durch die Nutzung mobiler Endgeräte, wie Smartphones, Tablets und Co., hat sich die Dauer der Online-Nutzung im Vergleich zum Vorjahr fast verdoppelt. Die Nutzung des Internets unterwegs stieg binnen eines Jahres deutlich von 23 % (2012) auf 41 % (2013). Für das Wachstum der generellen Internetnutzung ist hauptsächlich die Generation der „Silver Surfer" (ab 50 Jahren) verantwortlich: Bei den *50- bis 59-Jährigen* stieg die Internetverbreitung um sechs Prozent auf 82,7 %, bei den über 60-Jährigen um drei Prozent auf 42,9 % (siehe Abbildung 1). Mit 89,6 % sind wesentlich *mehr Berufstätige* aktive Internetnutzer als Rentner/Nicht-Berufstätige, von denen nur knapp die Hälfte regelmäßig online ist (50,2 %). Auszubildende (analog zur Altersgruppe der 14- bis 19-Jährigen) sind seit der Befragung 2010 ausnahmslos Internetnutzer.

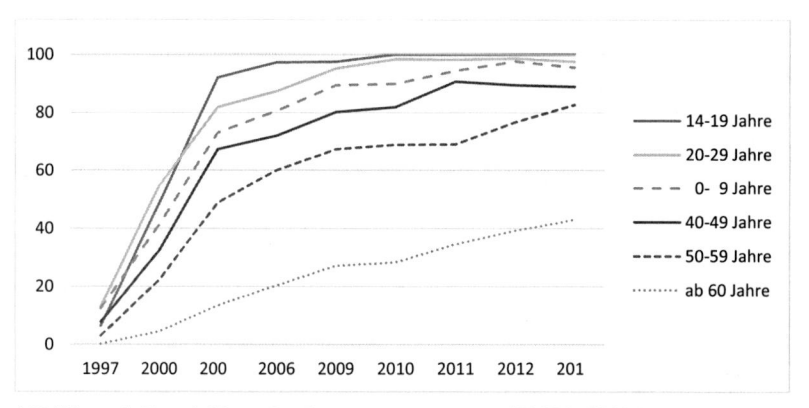

Abbildung 1. Entwicklung der Internetnutzung von 1997 bis 2013 in der deutschen bzw. deutschsprachigen (seit 2010) Bevölkerung ab 14 Jahren (mindestens gelegentliche Nutzung, Angaben in Prozent) (adaptiert nach [2]).

Internetnutzer verbringen fast 40 % ihrer Online-Zeit mit der Kommunikation mit anderen [3]. Eine Übersicht der kommunikativen Anteile der Onlinenutzung ist Tabelle 1 zu entnehmen.

Tabelle 1: Genutzte „kommunikative" Onlineanwendungen 2013 (mindestens einmal wöchentlich genutzt, Angaben in Prozent) (adaptiert nach [2]).

	Gesamt	Frauen	Männer	14-29 J.	30-49 J.	50-69 J.	ab 70 J.
Senden/Empfangen von E-Mails	79	78	80	80	85	73	64
Onlinecommunitys (Facebook, Xing)	39	41	37	76	38	13	7
Chatten	26	27	26	59	20	9	3
Gesprächsforen	10	8	11	15	12	4	2

Basis: Deutschsprachige Onlinenutzer ab 14 Jahren (2013: n=1.389).

Diese Zahlen belegen die gute Erreichbarkeit von Personen aller Altersgruppen über E-Mail und insbesondere der unter 30-Jährigen über Onlinecommunitys und Chats.

In einem durchschnittlichen Onlinehaushalt sind 5,3 internetfähige Geräte vorhanden [2]. Die prinzipielle Erreichbarkeit per E-Mail oder SMS ist damit fast flächendeckend gegeben: So berichteten 98 % der Haushalte, über einen PC und/oder Laptop zu verfügen, 19 % nutzten einen Tablet-PC. Über die Hälfte der befragten Haushalte (56 %) verfügte zudem über ein Smartphone und 66 % über ein Standard-Handy [2].

2.1 Zunehmender Einsatz „neuer Medien" in der Nachsorge

Über *internetbasierte Gesundheitsinterventionen (IGIs)* können Betroffene im Internet behandelt werden. Vielfältige Einsatzbereiche beinhalten u.a. Maßnahmen zur Veränderung von Gesundheits- und Risikoverhaltensweisen [4]. In zahlreichen internationalen Metaanalysen ist die Wirksamkeit von IGIs für verschiedene Anwendungsgebiete belegt [5].

Unter hohem Kostendruck sieht sich die medizinische Rehabilitation zunehmend der Herausforderung gegenüber, die Rehabilitationsprozesse weiter zu optimieren sowie die Rehabilitationseffekte nachhaltig zu sichern [6, 7]. Aufgrund ihrer Kosteneffizienz bieten IGIs und Interventionen über andere neue Kommunikationsmedien hier die Möglichkeit, die einzelnen Rehabilitationsphasen zu verbessern und zu ökonomisieren [4]. Im Hinblick auf die Nachsorge können Patienten zum Abschluss der Therapie mit entsprechenden Interventionen vertraut gemacht werden und nach der Entlassung selbstständig oder mit Unterstützung z.B. durch einen Coach durchführen [4]. Der häufig schwierige Therapietransfer in den Alltag kann damit unterstützt werden. Zudem können Nachsorgemaßnahmen mittels neuer Medien unmittelbar an das Ende der Rehabilitationsmaßnahme anschließen und so die Wartezeiten bis zum Beginn einer ambulanten Weiterbehandlung überbrücken helfen. Weiterhin kann die Behandlung komorbider Erkrankungen (z.b. komorbider psychischer Störungen in der somatischen Rehabilitation), für die in der indikationsspezifischen medizinischen Rehabilitation nur eine sehr begrenzte Behandlungszeit vorgesehen ist, auf den internetbasierten Nachsorgebereich verlagert werden [4]. Im Nachsorgebereich sind Interventionen zur Verstetigung positiver Rehabilitationseffekte über den Versand von SMS und E-Mails, den Austausch über Gesprächsforen/Chats, die Nutzung von Apps, Instant Messenger Programmen, Online Communitys sowie anderen interaktiven Plattformen denkbar und teilweise bereits in der Praxis erprobt worden.

Das *Ziel* der Nutzung neuer Medien in der Reha-Nachsorge ist die Gestaltung *ressourcensparender Interventionen*, die eine Vielzahl an Patienten in kurzer Zeit zeitlich und örtlich flexibel erreichen können. Ein geringerer Personalbedarf in den Kliniken (Automatisierung) sowie geringere Materialkosten (Digitalisierung) sollen die *Kosten* für die angestrebte Nachbetreuung senken. Zudem soll sich der *Zeitaufwand* bei allen Beteiligten verringern. Durch die *höhere Erreichbarkeit* der Rehabilitanden erhoffen sich Forscher und Praktiker *geringere Dropoutraten* im Langzeitverlauf und eine mindestens vergleichbare *Akzeptanz* auf Rehabilitandenseite. Ein Vorteil insbesondere von Chats und Foren besteht darin, dass die ehemaligen Rehabilitanden auch *miteinander* in Kontakt bleiben können - und nicht „nur" mit der Klinik bzw. einem Klinikmitarbeiter. Das Peer-Feedback ist in seiner Wichtigkeit für die meist chronisch kranken Rehabilitanden nicht zu unterschätzen. Zusätzlich wird ein *Monitoring* der individuellen Fortschritte über (graphische) Rückmeldungen automatisierter Auswertungen ermöglicht, z.B. zum Verlauf eines bestimmten Symptoms oder dokumentierter Bewegungsaktivitäten.

3 Nachsorge über neue Medien: Herausforderungen

Trotz qualitativ und quantitativ gestiegener Medienausstattung kann sowohl für Kliniken als auch Rehabilitanden ein Problem in einem fehlenden Internetanschluss und/oder Mobilfunkgerät bestehen. Zusätzlich zu einem potentiell *erschwerten Zugang* zu neuen Medien besteht auf Seiten der Nachbetreuer sowie der Nach-zu-Betreuenden erwartungsgemäß eine *unterschiedliche Technikaffinität*, d.h. das Wissen zu und der Umgang mit Internet/E-Mail, Chats/Foren, Headset, Webcam und/oder SMS sind sehr heterogen ausgeprägt. *Unterschiedliche Medienpräferenzen* der Rehabilitanden erschweren die Gestaltung von Interventionen allein auf Grundlage einzelner Kommunikationsmedien. *Sprachbarrieren* aufgrund von mehr oder weniger ausgeprägtem Analphabetismus und/oder Migrationshintergrund sind Herausforderungen, denen sich schlussendlich jede Intervention stellen muss.

Als Herausforderung insbesondere für die Rehabilitationskliniken stellen sich die oftmals notwendigen *organisatorischen Umstrukturierungen* dar. So muss *neue Technik/Software* angeschafft werden und deren kompetente Nutzung durch geeignete, ggf. gesondert zu schulende Klinikmitarbeiter gewährleistet werden. Der Umgang mit und Transfer von *Reha-bilitanden-Daten* muss geklärt und abgesichert werden. Schließlich sind die neuen Prozesse und Abläufe in die bestehende *Klinikroutine* einzubinden.

Auf Seite der Rehabilitanden können SPAM-Filter (E-Mail) oder häufig wechselnde Handynummern (SMS) deren Erreichbarkeit einschränken.

3.1 Reha-Nachsorge mittels neuer Medien: Beispiele

Insbesondere aus der Psychosomatik und der Orthopädie sind Beispiele für Nachsorge-Interventionen unter Zuhilfenahme neuer Medien bekannt. Eine Übersicht findet sich in Tabelle 2.

Tabelle 2: Beispiele für den Einsatz neuer Medien in Interventionen zur Nachsorge nach medizinischer Rehabilitation.

Psychosomatik	*Orthopädie*
- smartphone-gestützte Reha-Nachsorge (eATROS) [8]	- Internet-gestützte Nachsorge (Chat-Gruppe/Internet-SHG) nach multimodaler Schmerztherapie bei RS [9]
- online-basierte Transferförderung nach stationärer Depressionstherapie (OTF-D) [10]	- Internet-Forum in der verhaltensmedizinischen Orthopädie [11]
- E-Coaching zu Selbstfürsorge und Selbstüberforderung [12]	- Nachsorgeimpulse per SMS/E-Mail (boRN) [13]
- Webtagebuch (W-RENA) [14]	- Live-Online-Nachsorge von RS-Patienten [15]
- E-Mail-Nachsorge bei Depressionen und Angsterkrankungen (eMaNa) [16, 17]	- EvoCare-Teletherapie bei Patienten mit Erkrankungen des Bewegungsapparates [19]
- internetbasierte Nachsorge „GSA-Online" [21]	- internetbasierte Nachsorge „GSA-Online" [21]
- Internet-Brücke [20]	

Tabelle 3: Beispiele für den Einsatz neuer Medien in Interventionen zur Nachsorge nach medizinischer Rehabilitation, Forts.

Onkologie	Kardiologie
- psychosoziale eNachsorge über Chatgruppen [18]	- Liveonline-Nachbetreuung von Adipositas-Patienten [22]
	- internetbasierte Nachsorge „GSA-Online" [21]
Sucht	Stoffwechselerkrankungen
- Web-basierte Tele-Nachsorge (Chat) nach stationärer Rehabilitation Alkoholabhängiger [23]	- Liveonline-Nachbetreuung von Adipositas-Patienten [22]

SHG=Selbsthilfegruppe; RS=Rückenschmerz.

Zu den zahlreichen Nachsorge-Konzepten liegen bereits erste vielversprechende Ergebnisse zur Wirksamkeit vor [9, 12, 19, 22, 24-29].

3.2 Beispiel aus der Reha-Nachsorge bei muskuloskelettalen Erkrankungen: boRN

Das Projekt „Gestufte bewegungsorientierte Reha und Nachsorge bei Patienten mit entzündlichen und nicht-entzündlichen Erkrankungen des Bewegungssystems (boRN)" [13][1] ist eine kontrollierte, sequenzielle, prospektive Studie mit quantitativen Analysen im Ein-Jahres-Verlauf. Erwachsene Rehabilitanden mit chronischen Rückenschmerzen (RS), chronischen Polyarthritiden (cP) oder Spondyloarthritiden (SpA) wurden in zwei rheumatologischen Rehabilitationsfachkliniken[2] rekrutiert und zu vier Messzeitpunkten schriftlich befragt. Je nach Akteneingang in den Kooperationskliniken wurden die Probanden entweder einer Kontrollbedingung oder einer Interventionsbedingung zugewiesen. Neben der Erprobung bewegungstherapeutischer Interventionen (Screening körperlicher Leistungsfähigkeit zu Reha-Beginn mit anschließender Zuweisung der Probanden zu leistungsgestuften, indikationsgemischten Trainingsgruppen mit integrierter Motivationsarbeit) wurden in der Nachsorge zur langfristigen Förderung eigenständiger Bewegungsaktivitäten folgende Schwerpunkte in der Interventionsphase gelegt:

---

[1] FKZ: 0421-FSCP-Z237; Förderer: DRV Bund; Förderschwerpunkt „Chronische Erkrankungen und Patientenorientierung" (2. Förderphase)
[2] Rehazentrum Bad Eilsen; Teufelsbad Fachklinik Blankenburg

- Vorbereitung und Planung zukünftiger Bewegungsaktivitäten bereits während der Rehabilitation (Trainingsvereinbarung zwischen Nachsorgebeauftragtem und Rehabilitand)
- sechs kurze Nachsorgeimpulse nach Reha-Ende als Erinnerung an geplante Bewegungsaktivitäten möglichst durch neue Medien (SMS/E-Mail), alternativ auch klassische Medien (Brief/Telefon)
- flexible und ressourcensparende Realisierung der Nachsorgeimpulse (Ort, Zeit, Kosten, Personal) durch Einsatz einer speziell für die Studie konzipierten Software (Nachsorge-App; Betriebssystem: Android; Einsatz von je einem Tablet-PC in den Kooperationskliniken vor Ort)
- Möglichkeit telefonischer Nachfragen durch die Rehabilitanden bei bewegungsbezogenen Fragen und Problemen während der gesamten Nachsorgephase (Ansprechpartner: Sporttherapeuten in der Klinik)
- Abschluss der Nachsorgephase durch ein telefonisches Interview fünf Monate nach Reha-Ende (Nachsorgebeauftragter)

An der Studie nahmen insgesamt 446 Rehabilitanden teil, davon 266 in der Kontrollgruppe (KG) und 180 in der Interventionsgruppe (IG). Von den 180 IG-Teilnehmern liegen 172 ausgefüllte Trainingsvereinbarungen vor (96 %). Die Hälfte der Probanden wählte für die Nachsorgeimpulse neue Medien (48 %) bzw. klassische Medien (52 %) (siehe Abbildung 2).

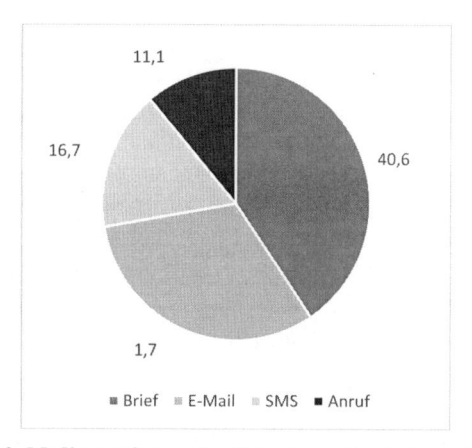

Abbildung 2. Medienpräferenz der Teilnehmer der Interventionsgruppe (boRN-Studie) [13].

Von 152 Probanden (84 %) gingen im Mittel vier Antworten auf die sechs Nachsorgeimpulse ein (von 16 % kam keine Antwort). Während sich der zurückgemeldete Gesundheitszustand der Teilnehmer tendenziell verbesserte, verringerte sich die Häufigkeit der berichteten Sportaktivitäten in den letzten 7 Tagen über den Zeitraum der Nachsorgeimpulsversendungen (n = 63 mit vollständigen Antworten). Abschließend konnten 134 Probanden für das telefonische Abschlussinterview erreicht werden (74 %).

Unterschiede zwischen Nutzern der neuen Medien und klassischen Medien im Nachsorge-Projekt: Teilnehmer der IG, die neue Medien wählten, waren jünger (49 vs. 51 Jahre; p<0,05) und tendenziell häufiger Männer (54 %) als Frauen (42 %) (n.s.). Sie hatten einen höheren Sozialstatus (p<0,01), v.a. ein höheres Nettoeinkommen (p<0,01) und einen höheren Schulabschluss (p<0,05). Sie waren häufiger Angestellte und seltener Arbeiter (p<0,05) und während der Arbeit seltener mittleren oder hohen körperlichen Belastungen ausgesetzt (p<0,05). Nutzer neuer Medien berichten in den letzten 12 Monaten häufiger einen stationären Krankenhausaufenthalt (p<0,01), unterschieden sich in gesundheitsbezogenen Merkmalen ansonsten aber nicht von den Probanden, die die klassischen Medien gewählt hatten. Hinsichtlich ihrer initialen körperlichen Aktivität und ihrer Bewegungsmotivation zeigten sich ebenfalls keine Unterschiede.

Evaluation: Wähler beider Medienarten bewerteten den Inhalt der Nachsorgeimpulse als gut (M=2,4; Skala: 1=sehr gut bis 5=sehr schlecht). Auf klassische Kommunikationsmedien wurde etwas häufiger geantwortet als auf neue Medien (4,2 vs. 3,5 Antworten; p<0,05). Sie wurden als etwas besser geeignet eingeschätzt, um mit den Klinikmitarbeitern in Kontakt zu bleiben (p<0,05). Dreiviertel der Probanden fanden die Erinnerungen hilfreich (75 %), für 94 % war die Anzahl genau richtig (vs. zu viel) und 98 % fanden es einfach, auf die Impulse zu antworten. Dass sich die Nachsorgeimpulse auf ihr eigenes Bewegungsverhalten ausgewirkt hätten, berichteten unabhängig von der Medienart allerdings nur 21 % der Teilnehmer.

Somit ist die Einschätzung der neuen verglichen mit klassischen Medien in dieser Momentaufnahme des Projekts nicht eindeutig positiver. Die Abhängigkeit von der Zusammensetzung der Untersuchungsgruppe ist auch bei zukünftigen Entwicklungen zu beachten.

4 Reha-Nachsorge über neue Medien – Wunsch und Realität

Nachsorgeinterventionen über neue Medien bieten viele Chancen auf Verbesserung der Versorgung chronisch kranker Personen. Große Hoffnungen von Forschern und Praktikern bestehen sowohl in der Verstetigung der bereits zu beobachtenden positiven Rehabilitationseffekte als auch in der Wirtschaftlichkeit von Nachsorgemaßnahmen. Viele Patienten sollen in kürzester Zeit erreicht und mit möglichst individuellen Angeboten zielgerichtet und problemfokussiert versorgt werden. Dennoch gestalten sich die Entwicklung, Implementierung und Umsetzung solcher Nachsorgemaßnahmen oft nicht so einfach wie erwartet.

So ist trotz ressourcensparender Techniken der *Personalbedarf* für die tatsächliche Umsetzung von Nachsorgeinterventionen nicht zu unter-schätzen. Oft gelingt dies nur über einen speziellen, damit beschäftigten Klinikmitarbeiter (z.B. TeleCoach, Sitzungsleiter, Nachsorgebeauftragter). Die Angebote dürfen – insbesondere in der Startphase – nicht als „Selbstläufer" verstanden werden. Der *Zeitaufwand* kann ebenfalls höher ausfallen als gedacht, wenn beispielsweise ergänzend zu den neuen Medien persön-liche Telefonkontakte angeboten werden. Bei Gruppenangeboten, wie z.B. Gesprächsforen und Gruppenchats entsteht naturgemäß ein höherer Aufwand als beim einmaligen Versand von (reinen Informations-)E-Mails. Die *Erreichbarkeit* der Zielgruppe ist bislang noch als eingeschränkt zu bezeichnen, die Inanspruchnahme von angebotenen Interventionen mittels neuer Medien bisher eher gering. Hierfür sind u.a. technische Voraus-setzungen bei den Rehabilitanden zuhause und deren Mediennutzungs-verhalten entscheidend. Zwar weisen erfreuliche Tendenzen auf eine zunehmende Nutzung neuer Kommunikationsmedien auch bei über 50-Jährigen hin. Dennoch empfiehlt sich in der Übergangsphase bis zur flächendeckenden Nutzung neuer Medien durch die relevanten Zielgruppen auch weiterhin das alternative Angebot klassischer Medien (Brief/Anruf), um möglichst viele Rehabilitanden mit einer Intervention zu erreichen.

Ein weiterer unklarer Punkt betrifft die anfallenden *Kosten* einer entsprechenden Nachsorgeintervention v.a. durch einen hohen organisatorischen und strukturellen Aufwand bei deren Einführung. Der Aufwand bis zur „Etablierung" einer flächendeckenden Nachsorge (über neue Medien) in einer Rehabilitationsklinik ist nur schwer abschätzbar. Die *Akzeptanz* bei den (wenigen bisher erreichten) Teilnehmern ist zwar überwiegend hoch, dennoch besteht nach wie vor ein Bedarf nach persönlichem Kontakt (v.a. bei Frauen und psychosomatischen Patienten). Die *Wirksamkeit* der bisherigen Interventionen muss häufig noch belegt werden. Es deuten sich zunächst unterschiedlich große Effekte in Abhängigkeit der Indikation und Zielgröße an. Schließlich existiert bislang keine *systematische Übersicht* zu Angeboten der Reha-Nachsorge – weder über neue noch über klassische Medien. Das web-basierte Zentrum Reha-Nachsorge (ZeReNa) [30], das sich in der Startphase befindet, wird als Internetplattform zukünftig themen- und indikationsspezifische Informationen zu Reha-Nachsorgeangeboten zur Verfügung stellen und die bedarfsorientierte Auswahl postrehabilitativer Angebote unterstützen. Auf der Projekt-Homepage www.nachderReha.de werden die regional und indikationsspezifisch eingrenzbaren Angebote allen Interessierten zugänglich gemacht.

5 Ausblick

Künftiger Forschungsbedarf richtet sich u.a. auf eine *Erweiterung der Zielgruppe* von Nachsorgeangeboten über neue Medien, die auch ältere und sozial benachteiligte Rehabilitanden umfasst und sich insbesondere dem Problem der Sprachbarriere stellen sollte. Weiterhin müssen *Medienpräferenzen und Einstellungen* bei der Entwicklung entsprechender Angebote konkret berücksichtigt werden. Das Dissertationsprojekt „EC@T – Einstellungen zur eCommunication in der Behandlung chronisch kranker Patienten" an der Universität Freiburg widmet sich erstmals der Erfassung und Analyse der Einstellungen von Patienten und Behandlern gegenüber elektronischer Kommunikation. Damit unmittelbar verbunden ist die noch ausstehende *Bedarfsermittlung* und *Akzeptanzforschung* in diesem Bereich. Wer braucht welche Nachbetreuung mit welchem Ziel in welcher Intensität, um damit ein Ergebnis zu erzielen, mit dem sowohl Patienten als auch Behandler zufrieden sind? An diesen Beispielen wird deutlich, dass trotz einiger bereits vorliegender Erkenntnisse noch zahlreiche Fragen zu beantworten sind.

Literatur

[1] Sewöster, D., Haaf, H. G., & Märtin, S. (2014). Kann telefonische Nachsorge die Nachhaltigkeit der medizinischen Rehabilitation verbessern? - Eine Literaturübersicht. DRV-Schriften, 103, 275-277.

[2] ZDF-Pressestelle. (2013). ARD/ZDF Onlinestudie 2013. Retrieved 06.03.2014: www.ard-zdf-onlinestudie.de

[3] Hundertmark-Mayser, J., & Walther, M. (2012). Selbsthilfe im Web 2.0. Zwischenbilanz und Perspektiven. In D. SHG (Ed.), Selbsthilfegruppenjahrbuch 2012 (pp. S. 95-104).

[4] Lin, J., Ebert, D. D., Lehr, D., Berking, M., & Baumeister, H. (2013). [Internet based cognitive behavioral interventions: state of the art and implementation possibilities in rehabilitation]. Rehabilitation, 52(3), 155-163.

[5] Ebert, D. D., Lin, J., & Baumeister, H. (2014). Internetbasierte Gesundheitsinterventionen: Stand der Forschung und Nutzungspotenzial für die medizinische Rehabilitation. DRV-Schriften, 103, 243-246.

[6] Mittag, O., & Jäckel, W. H. (2009). Versorgungsmodelle in der medizinischen Rehabilitation - neue Befunde und Konzepte Rehabilitation, 48, 2-3.

[7] Raspe, H. (2009). Medizinische Rehabilitation: "Change we need". Rehabilitation, 48, 47-50.

[8] Bischoff, C., Schmädeke, S., Schmidt, H., & Fuchsloch, L. (2013). Akzeptanz Smartphone-gestützter Reha-Nachsorge - Ein Angebot für Patienten mit affektiven Störungen nach erfolgreicher stationärer psychosomatischer Rehabilitation. DRV-Schriften, 101, 49-50.

[9] Moessner, M., Aufdermauer, N., Baier, C., Göbel, H., Kuhnt, O., Neubauer, E., et al. (2014). Wirksamkeit eines Internet-gestützten Nachsorgeangebots für Patienten mit chronischen Rückenschmerzen. Psychother Psych Med, 64(EFirst), 47-53.

[10] Hannig, W., Ebert, D., Scholz, F., Erbe, D., Riper, H., Cuijpers, P., et al. (2011). Online-basierte Transferförderung nach stationärer Depressionstherapie (OTF-D). Konzept und Design einer Multicenter-Studie in fünf Kliniken und drei Versorgungssettings. Paper presented at the Fachgruppentagung Klinische Psychologie und Psychotherapie der Deutschen Gesellschaft für Psychologie, Berlin.

[11] Pfaudler, S., Benninghoven, D., & Hoberg, E. (2012). Nachsorge bei verhaltensmedizinisch-orthopädischen Patienten zur Verbesserung der Prognose der Erwerbstätigkeit: Ein internetbasiertes Forum. DRV-Schriften, 98, 48-50.

[12] Bischoff, C. (2010). Akzeptanz von elektronischem Coaching in der psychosomatischen Rehabilitation. Verhaltenstherapie & Verhaltensmedizin, 31 274.

[13] Golla, A., Mattukat, K., Hoffmann, R., Ehlebracht-König, I., Kluge, K., & Mau, W. (2013). Nutzung vorrangig neuer Kommunikationstechnologien und der „boRN-App" zur Umsetzung einer patientenzentrierten bewegungsorientierten Nachsorge. DRV-Schriften, 101, 59-61.

[14] Ebert, D. D., Hannig, W., Tarnowski, T., Sieland, B., Gotzky, B., & Berking, M. (2013). [Web-based rehabilitation aftercare following inpatient psychosomatic treatment]. [Randomized Controlled Trial]. Die Rehabilitation, 52(3), 164-172.

[15] Küffner, R. (2010). Live-Online-Nachsorge geschulter Rehabilitanden durch E-Learning. In A. R. Institut für Psychotherapie und Medizinische Psychologie, Universität Würzburg (Ed.), Abschlussbericht. Würzburg.

[16] Ceynowa, M., Schulz, H., Dirmaier, J., & Watzke, B. (2013). Effektivität einer psychotherapeutischen E-Mail-Nachsorge (eMaNa) nach kognitiv-verhaltenstherapeutischer Depressionsbehandlung. In W. Lutz & K. Bergmann-Warnecke (Eds.), WISSEN SCHAF(F)T PRAXIS - Forschung und Praxis im Dialog: Moderne Fortsetzungen eines alten Austauschs. Abstractband des 8. Workshopkongresses und 31. Symposiums der DGPs Fachgruppe "Klinische Psychologie und Psychotherapie" an der Universität Trier, 9.-11. Mai 2013. (pp. 119-120). Trier: Universität Trier.

[17] Watzke, B. (ohne Jahr). Psychotherapeutische E-Mail-Nachsorge zur Förderung der Nachhaltigkeit des Rehabilitationserfolges von Patienten mit psychischen Erkrankungen am Beispiel von Angsterkrankungen. Retrieved 13.03.2014: http://www.deutsche-rentenversicherung.de/Allgemein/de/Inhalt/3_Fachbereiche/ 01_sozialmedizin_forschung/03_reha_wissenschaften/05_foerderschw erpunkte/forschungsschwerpunkt_watzke_nachhaltigkeit.html

[18] Watzke, B. (ohne Jahr). Internetbasierte ambulante psychosoziale Nachsorge nach stationärer onkologischer Rehabilitation: Prozess- und Ergebnisqualität eines E-Mental-Health-Moduls. Retrieved 13.03.2014: http://www.forschung-patientenorientierung.de/index.php/projekte/erste-foerderphase/modul-eins-phase-1/internetbasierte-ambulante-psychosoziale-nachsorge-watzke.html

[19] Schellenberger, M., Dittrich, M., Eichner, G., Kleist, B., Schupp, W., & Beyer, W. F. (2014). Untersuchung der Wirksamkeit der Nachsorgekonzepte IRENA und EvoCare-Teletherapie bei Patienten mit ERkrankungen des Bewegungsapparates in Bezug auf körperliche Parameter. DRV-Schriften, 103, 268-271.

[20] Kordy, H., Theis, F., & Wolf, M. (2011). Moderne Informations- und Kommunikationstechnologie in der Rehabilitation. Mehr Nachhaltigkeit durch Internet-vermittelte Nachsorge. Bundesgesundheitsblatt, Gesundheitsforschung, Gesundheitsschutz, 54(4), 458-464.

[21] Zwerenz, R., Gerzymisch, K., Becker, J., Holme, M., Kiwus, U., Knickenberg, R. J., et al. (2014). Kurzfristige Wirksamkeit der internetbasierten Nachsorge "GSA-Online" für beruflich belastete Patienten. DRV-Schriften, 103, 271-273.

[22] Theissing, J., Deck, R., & Raspe, H. (2013). Liveonline-Nachbetreuung bei Patienten mit abdominaler Adipositas in der kardio-diabetologischen Rehabilitation: Ergebnisse einer randomisierten, kontrollierten Studie. Rehabilitation, 52(03), 153-154.

[23] Arens, J., Missel, P., Preßler, A.-L., & Kramer, D. (2014). Ergebnisqualität einer Web-basierten Tele-Nnachsorge nach stationärer rehabilitation Alkoholabhängiger. DRV-Schriften, 103, 280-281.

[24] Bauer, S., Wolf, M., Haug, S., & Kordy, H. (2011). The effectiveness of internet chat groups in relapse prevention after inpatient psychotherapy. Psychotherapy Research, 21(2), 219-226.

[25] Bischoff, C., & Schmädeke, S. (2014). Wirksamkeit Smartphone-gestützter Reha-Nachsorge (eATROS) für Patienten mit affektiven Störungen nach stationärer psychosomatischer Rehabilitation. DRV-Schriften, 103, 273-275.

[26] Golkaramnay, V., Bauer, S., Haug, S., Wolf, M., & Kordy, H. (2007). The exploration of the effectiveness of group therapy through an Internet chat as aftercare: A controlled naturalistic study. Psychotherapy and psychosomatics, 76(4), 219-225.

[27] Gulec, H., Moessner, M., Mezei, A., Kohls, E., Tury, F., & Bauer, S. (2011). Internet-Based Maintenance Treatment for Patients With Eating Disorders. Professional Psychology-Research and Practice, 42(6), 479-486.

[28] Neubauer, E., Schiltenwolf, M., & Mößner, M. (2008). Onlinenachsorge nach stationärer multimodaler Schmerztherapie. In S. Bauer & H. Kordy (Eds.), EMental-Health (pp. 237-249). Heidelberg: Springer.

[29] Wolf, M., Maurer, W.-J., Dogs, P., & Kordy, H. (2006). E-Mail in der Psychotherapie - ein Nachbehandlungsmodell via Electronic Mail für die stationäre Psychotherapie. Psychotherapie, Psychosomatik, Medizinische Psychologie, 56, 138-146.

[30] Schramm, S., Hüppe, A., & Deck, R. (2011). Aufbau eines bundesweiten web-basierten Zentrums. DRV-Schriften, 93, 43-45.

Nachsorge über ein Internet-Forum in der Verhaltensmedizinischen Orthopädie

Dieter Benninghoven, Sabine Pfaudler und Eike Hoberg

1   Hintergrund

Bisherige Nachweise der Effektivität von Rehabilitationsmaßnahmen bei orthopädisch begründeten Schmerzsyndromen legen nahe, dass die Wirksamkeit der Rehabilitation im poststationären Verlauf nachlässt [1-2]. Zur längerfristigen Aufrechterhaltung der erzielten Erfolge und deren Weiterentwicklung im Alltag wird daher die Entwicklung von an die stationäre Rehabilitation anschließenden Nachsorgemaßnahmen empfohlen [3]. Internetbasierte Angebote kommen in diesem Zusammenhang vermehrt zum Einsatz (z.B. Theissing in diesem Buch).

Die Akzeptanz, die Praktikabilität und der Nutzen von internetbasierten Nachsorgeprogrammen bei chronischen Schmerzen sind bisher allerdings nur unzureichend untersucht. Im deutschen Raum wurde bisher ein Projekt durchgeführt. Dieses basierte auf wöchentlich stattfindenden Chatsitzungen in Kombination mit Selfmonitoring-Tools zur Unterstützung selbst gewählter Veränderungsziele [4]. In diesem zeigten sich keine signifikanten Unterschiede hinsichtlich der Schmerzintensität, der schmerzbedingten Funktionsbeeinträchtigung und der Arbeitsfähigkeit zwischen der Interventions- und Kontrollgruppe.

Die abschließende Bewertung solcher Interventionen, die auf die neuen elektronischen Medien zurückgreifen, bei Patienten mit orthopädisch begründeten Schmerzsyndromen erfordert weiterführende Untersuchungen. Unklar ist insbesondere, wie die Angebote bewertet werden, von welchen Patienten sie in Anspruch genommen werden und welche Wirksamkeit sie entfalten können.

2 Studienziele und Hypothesen

In einem zweistufigen Vorgehen sollte zunächst die Praktikabilität und Akzeptanz eines internetbasierten Nachsorgekonzeptes überprüft werden (Phase A), das im Anschluss an eine stationäre verhaltensmedizinisch-orthopädische Rehabilitation durchgeführt wird. Je nach Studienausgang sollte sich eine kontrolliert randomisierte Untersuchung des beschriebenen Nachsorgeprogramms anschließen (Phase B). Im hier beschriebenen Projekt wurde die Phase A realisiert. Das Vorhaben basierte auf folgenden Vorgaben: 1) die Nachsorge sollte psychologische und physiotherapeutische Elemente kombinieren, 2) in der Nachsorge sollten individuelle Ziele verfolgt werden, die am Ende der stationären Behandlung noch in der Klinik definiert wurden, 3) unter Berücksichtigung eigener Vorarbeiten [5] sollte die Nachsorge über ein internetbasiertes Forum erfolgen.

Die Ziele dieser Pilotstudie (Phase A) wurden in zwei Hauptfragestellungen formuliert:

2.1 Hauptfragestellung 1:

1) Überprüfung der Akzeptanz auf Seiten der Rehabilitanden,

2) Evaluation des Forum-Angebotes nach Beendigung durch die Teilnehmer,

3) Dokumentation der Gründe bei Desinteresse an der Studienteilnahme und

4) Dokumentation der Gründe des frühzeitigen Ausscheidens aus dem Forum.

2.2 Hauptfragestellung 2:

Evaluation der folgenden Hypothesen:

Primäre Hypothese: Die am internetbasierten Nachsorgeprogramm teilnehmenden Rehabilitanden weisen bei dessen Beendigung im Vergleich zum Beginn des Programms (am Ende der stationären Rehabilitationsbehandlung) eine günstigere oder gleich bleibende subjektive Prognose der Erwerbstätigkeit auf.

Sekundäre Hypothesen: Die am internetbasierten Nachsorgeprogramm teilnehmenden Rehabilitanden weisen bei dessen Beendigung im Vergleich zum Beginn des Programms (am Ende der stationären Rehabilitationsbehandlung) gleichbleibende oder verbesserte Werte in folgenden Bereichen auf: Indikatoren der erwerbsbezogene Leistungsfähigkeit (H2), generalisierte Kompetenzerwartung (H3), Beschwerdegrad (H4).

In die Formulierung der Alternativhypothesen wurde nicht nur die Steigerung sondern auch lediglich die Beibehaltung der während der stationären Rehabilitation erzielten Wirksamkeit aufgenommen, da das Nachlassen der Wirksamkeit ohne Nachsorge zu erwarten ist [1] und auch eine Beibehaltung der Wirksamkeit somit als Erfolg der Nachsorge gewertet werden darf.

3 Methoden

3.1 Studientyp und Anzahl der Messzeitpunkte

Die Pilotstudie ist als Ein-Gruppen-Post-Katamnese-Untersuchung konzipiert, bei der der erste Messzeitpunkt (T1) am Ende der stationären Rehabilitation und der zweite Messzeitpunkt (T2) am Ende des Nachsorgezeitraums (sechs Monate nach Ende der stationären Rehabilitation) liegt.

3.2 Probandenrekrutierung

Angeboten wurde die Studienteilnahme allen Rehabilitanden, die sich zwischen Juli und September 2012 zu einer vierwöchigen stationären Rehabilitation in einem geschlossenen Behandlungsgruppenprogramm der verhaltensmedizinisch-orthopädischen Abteilung der Mühlenbergklinik – Holsteinische Schweiz befanden. Die Probanden nahmen an der Studie freiwillig und ohne Vergütung teil.

Aufgrund der Ergebnisse einer Vorstudie [5] wurde davon ausgegangen, dass die Teilnahmebereitschaft bei ca. 40 % liegen würde. Diese Einschätzung begründete sich erstens in der Tatsache, dass in der Vorstudie ca. 52 % der befragten Rehabilitanden angaben, über einen Internetanschluss zu verfügen. Von diesen bekundeten zweitens ca. 80 % ein Interesse an einem internetbasierten Nachsorgeprojekt. Geplant war demnach ursprünglich, 100 Patienten die Teilnahme anzubieten, um mit ca. 40 Patienten die Studie durchzuführen. Da sich nach den ursprünglich geplanten ersten fünf Rekrutierungswochen zeigte, dass die Teilnahmebereitschaft mit ca. 21 % niedriger ausfiel als erwartet, wurde die Rekrutierungszeit von fünf auf neun Wochen erhöht.

3.3 Ein- und Ausschlusskriterien

Eingeschlossen wurden Rehabilitanden, die (1) an einer vierwöchigen Rehabilitation in der verhaltensmedizinisch-orthopädischen Abteilung der Mühlenbergklinik – Holsteinische Schweiz teilnahmen und (2) über einen Internetzugang verfügten.

Ausschlusskriterien waren: (1) unzureichende Deutschkenntnisse und (2) schwerwiegende psychiatrische Zusatzdiagnose (z.b. im Sinne akuter Suizidalität). Die Ein- und Ausschlusskriterien wurden von den die jeweiligen Gruppen behandelnden Psychologen überprüft. Kein Rehabilitand wurde vom Angebot der Studienteilnahme ausgeschlossen.

3.4 Erhebungs- und Messinstrumente

Folgende Messinstrumente wurden eingesetzt:

Tabelle 1: Eingesetzte Messinstrumente

Variablen	Instrumente	T1	T2
primäres Outcomemaß:			
subjektive Prognose der Erwerbstätigkeit	Skala zur subjektiven Prognose der Erwerbstätigkeit, SPE-Skala [6-7]	X	X
Sekundäre Outcomemaße			
Indikatoren des erwerbsbezogenen Leistungsvermögens	Fragebogen zur Erfassung des erwerbsbezogenen Leistungsvermögens; FELV [8]	X	X
Generalisierte Kompetenzerwartung	Fragebogen zur generalisierten Kompetenzerwartung, GKE [9]	X	X
Beschwerdegrad	Brief Symptom Inventory, BSI [10]	X	X
Ausmaß der Zielerreichung	„In welchem Ausmaß haben sie ihre Ziele (bisher) erreicht?" (separat für jedes genannte Ziel) 0 % - 25 % - 50 % - 75 % - ≥100 % (monatlich und zu t2)		X

Der FELV wurde mit allen Subskalen verwendet, da psychosoziale Faktoren als bedeutende Risikofaktoren der Schmerzchronifizierung gesehen werden [11-12]. Besonders dem Ausmaß der Depressivität wird eine zentrale Rolle bei der Wiederaufnahme der Erwerbstätigkeit zugeschrieben [13].

Erfasst wurden außerdem soziodemographische Variablen, medizinische Diagnosen, Teilnahme an ambulanten Nachsorgeprogrammen, der Beschäftigungsstatus der Teilnehmer sowie mit eigens entwickelten Bögen die genannten Aspekte zur Evaluation von Praktikabilität und Machbarkeit des Nachsorgeprogramms.

4 Durchführung der Studie

In der letzten Behandlungswoche des stationären Aufenthaltes wurden mit jedem Patienten, der einer Studienteilnahme zugestimmt hatte, einzeln in einem 60-minütigen Gespräch persönliche Ziele für die poststationäre Zeit definiert. Im Sinne eines interdisziplinären Konzeptes erfolgte die Zieldefinition zwischen Patient, Psychologen und Physiotherapeuten. Festgelegt wurde jeweils mindestens ein Ziel für den psychologischen und eines für den physiotherapeutischen Bereich, das der Patient in den folgenden sechs Monaten erreichen wollte.

Beispiel für die Formulierung eines physiotherapeutischen Nachsorgeziels:

Mein physiotherapeutisches Nachsorgeziel:	*Beibehaltung meiner während der Reha gewonnenen Fitness.*
Maßnahme zur Umsetzung: Mit welcher konkreten Maßnahme wollen sie dieses übergeordnete Ziel umsetzen?	*z.B. Walken oder Dehnübungen*
Wie häufig wollen Sie die Maßnahme durchführen?	*ca. 3x in der Woche 45 Minuten*

Es bestand die Möglichkeit, insgesamt maximal fünf Ziele zu formulieren. Inhaltlich konnte es sich hierbei beispielsweise um eine Stabilisierung der in der Klinik erlernten Verhaltensweisen im Alltag oder um deren Weiterentwicklung handeln. Die Ziele wurden in Anlehnung an ein Goal Attainment Scaling (GAS) [14] in verhaltensnahe, konkrete und realistische Maßnahmen überführt. Patient, Psychologe und Physiotherapeut überprüften gemeinsam die Ziele auf ihre Realisierbarkeit und thematisierten Schwierigkeiten, die sich bei der Umsetzung ergeben könnten. Die Festlegung der geplanten Maßnahmen erfolgte beispielhaft. Die Maßnahmen, die zur Umsetzung durchgeführt wurden, konnten flexibel abweichen, wenn die jeweilige Lebenssituation dies erforderte. Die Patienten wurden schließlich aufgefordert, ihre persönlichen Ziele ihrer Wichtigkeit nach zu ordnen (Bildung einer Rangreihe): *„Wir chten Sie nun bitten, die 2 - 5 Ziele, die Sie sich gesetzt haben, ihrer Wichtigkeit nach in eine Reihenfolge zu bringen."*

4.1 Einführungsschulung in das Internet-Forum

Für die Teilnehmer erfolgte nach der Definition der poststationären Ziele noch in der Klinik eine Schulung, in welcher erstens die Bedeutung von Nachsorge betont und zweitens in das internetbasierte Forum eingeführt wurde (ca. 60 Min.). Die Teilnehmer einer Schulungssitzung waren mit den

Teilnehmern jeweils einer Forumgruppe identisch. Diese Nachsorgegruppen begannen in einem wöchentlichen Rhythmus. Da die Teilnehmer sich bereits durch ihren Klinikaufenthalt kannten, wurde durch den persönlichen Kontakt während der Schulung die Gruppenkohäsion unter den Teilnehmern weiter gefördert. Während der Schulung wurden die Patienten mit den technischen Gegebenheiten, Gruppenregeln, organisatorischen Belangen sowie mit der Form der Beiträge des Forums vertraut gemacht.

4.2 Poststationäre Betreuung mittels Internet-Forum

Innerhalb der ersten Woche nach der Entlassung begann das Nachsorgeprogramm mittels Forum. Die inhaltliche Grundlage der Forumbeiträge stellten die Berichte der Teilnehmer dar, welche sie einmal wöchentlich zu einem festgelegten Wochentag ins passwortgeschützte Forum stellten. In diesen Forumbeiträgen berichteten die Teilnehmer spontan und frei über ihre aktuelle persönliche Situation und über Erfolge sowie Schwierigkeiten bei der Umsetzung der persönlichen Nachsorgeziele in der letzten Woche bzw. über ihre Pläne für die kommende Woche.

Der einzeltherapeutische Kontakt wurde realisiert, indem der Patient sowohl vom Psychologen als auch vom Physiotherapeuten am darauf folgenden Werktag eine individuelle Rückmeldung erhielt. Diese hatte unterstützenden und ermutigenden Charakter, machte ggf. auf Schwierigkeiten bei der Umsetzung der persönlichen Ziele aufmerksam und ermutigte bei negativen Entwicklungen zu alternativen Verhaltensweisen. Indem die Patienten einer Forumgruppe die Beiträge auch untereinander lesen und kommentieren konnten, wurden typische gruppentherapeutische Aspekte wie die wechselseitige Unterstützung und Ermutigung unter den Teilnehmern sowie Modelllernprozesse integriert. Für den Fall des Auftretens von Schwierigkeiten, die nicht öffentlich der gesamten Forumgruppe zugänglich gemacht werden sollten, wurde zusätzlich die Möglichkeit geboten, an die Therapeuten verdeckte Nachrichten zu schicken. Alle Patienten wurden monatlich aufgefordert, einzuschätzen, in welchem Maße sie ihre Ziele (bisher) erreicht hatten (separate Abfrage für alle genannten Ziele).

4.3 Stichprobencharakteristika

Insgesamt wurde n = 177 Personen die Teilnahme angeboten, von diesen willigten n = 38 (21,5 %) in eine Teilnahme ein, n = 139 (78,5 %) entschieden sich dagegen.

4.4 Soziodemographische Merkmale

Die Gruppe der Teilnehmer (TN) und die Gruppe der Nicht-Teilnehmer (NTN) wiesen mit 50,24 bzw. 50,56 Jahren ein sehr ähnliches durchschnittliches Alter auf. Auch hinsichtlich der weiteren soziodemographischen Variablen unterschieden sich die Gruppen nicht signifikant voneinander (Tab. 2). Lediglich hinsichtlich der Schulbildung ergab sich ein Unterschied. In der Gruppe der Teilnehmer war das Bildungsniveau höher als in der Gruppe der Nicht-Teilnehmer ($X^2(3) = 8,88$; $p<.05$).

Tabelle 2: Stichprobencharakteristika – soziodemographische Merkmale der Teilnehmer und Nicht-Teilnehmer

	NTN (n = 139)	TN (n = 38)
Alter *M (s)*	M = 50,56 (7,49)	M = 50,24 (9,44)
Geschlecht *N (%)*		
männlich	53 (38,1)	11 (28,9)
Schulbildung *N (%)*		
noch in der Schule/ohne Abschluss/Sonder-bzw. Förderabschluss/sonstiger Abschluss	6 (4,3)	1 (2,6)
Hauptschulabschluss	73 (52,5)	10 (26,3)
Realschulabschluss/POS	40 (28,8)	16 (42,1)
Abitur/Fachhochschule	20 (14,4)	10 (26,3)
Fehlende Angabe	0 (0)	1 (2,6)
Familienstand *N (%)*		
Verheiratet/in Partnerschaft lebend	99 (71,2)	26 (68,4)
Getrennt lebend, verwitwet, geschieden oder ledig	40 (28,8)	12 (31,6)
Nationalität *N (%)*		
deutsch	139 (100)	38 (100)

Legende: M=Mittelwert, s=Standardabweichung, N=Anzahl, NTN=Nicht-Teilnehmer, TN=Teilnehmer

4.5 Klinische Merkmale

Beide Gruppen unterschieden sich nicht hinsichtlich ihrer klinischen Merkmale. Beide Gruppen wiesen im Durchschnitt insgesamt sechs Diagnosen auf, hatten zu ca. 95 % eine Krankheit des Muskel-Skelett-Systems und des Bindegewebes (Kapitel M der ICD, Internationale statistische Klassifikation der Krankheiten und verwandter Gesundheitsprobleme der Weltgesundheitsorganisation) als Erstdiagnose, hatten im Durchschnitt eine Diagnose aus dem Kapitel Psychische und Verhaltensstörungen (Kapitel F) der ICD erhalten und hatten überwiegend eine Arbeitsunfähigkeitszeit <3 Monate im Jahr vor Rehabilitationsbeginn aufzuweisen.

4.6 Interneterfahrung und Internetnutzung

Die Gruppe der Teilnehmer fühlte sich im Umgang mit dem Internet erfahrener ($X^2(4) = 19,78$; p<.001). Insgesamt bezeichneten sich 50,0 % (n = 19) der Teilnehmer als „sehr erfahren" oder „eher erfahren", während dies auf lediglich 15,1 % (n = 21) der Nicht-Teilnehmer zutraf. Auch im Hinblick auf die Internetnutzung zeigte sich ein ähnliches Bild: 81,5 % (n = 31) der Teilnehmer nutzten das Internet „täglich" oder „mehrmals wöchentlich", während dies 23,7 % (n = 33) der Nicht-Teilnehmer taten ($X^2(4) = 21,6$; p>.001).

Tabelle 3: Stichprobencharakteristika – Interneterfahrung und Internetnutzung für Teilnehmer und Nicht-Teilnehmer

	NTN (n = 139)	TN (n = 38)
Interneterfahrung N (%)		
Sehr erfahren (1)	7 (5,0)	14 (36,8)
Eher erfahren (2)	14 (10,1)	5 (13,2)
Mittelmäßig erfahren (3)	23 (16,5)	13 (34,2)
Eher nicht erfahren (4)	11 (7,9)	6 (15,8)
Nicht erfahren (5)	18 (12,9)	0 (0)
Fehlende Angabe	66 (47,5)	0 (0)
Median (Min, Max)	3,00 (1,5)	2,50 (1,4)
Internetnutzung N (%)		
Täglich (1)	17 (12,2)	20 (52,6)
Mehrmals wöchentlich (2)	16 (11,5)	11 (28,9)
Einige Male im Monat (3)	12 (8,6)	7 (18,4)
Einmal im Monat oder seltener (4)	12 (8,6)	0 (0)
Nie/im Rahmen der Nachsorge zum ersten Mal (5)	16 (11,5)	0 (0)
Fehlende Angabe	66 (47,5)	0 (0)
Median (Min, Max)	3,00 (1,5)	1,00 (1,3)

Legende: Min = Minimum, Max = Maximum, N = Anzahl, NTN = Nicht-Teilnehmer, TN = Teilnehmer

5 Ergebnisse

5.1 Evaluation der Akzeptanz

Für die mulitvariate Vorhersage des Kriteriums Teilnahme vs. Nicht-Teilnahme am Nachsorgeprogramm erwies sich von den Prädiktoren Geschlecht; Alter, Chronifizierungsgrad, Schuldbildung, Arbeitsfähigkeit vor Rehabilitationsbeginn und Internetnutzung lediglich der Prädiktor Internetnutzung als signifikant (Wald-χ^2: 13,33 (2), p = ,001). Die Entscheidung zur Teilnahme ist bei täglicher Internetnutzung um 6,72 und bei einer Nutzung mehrmals wöchentlich um 3,93 erhöht im Vergleich zur Gruppe der Probanden, die das Internet wenig oder gar nicht nutzen.

5.2 Evaluation der Sitzung zur persönlichen Zielvereinbarung

Im Allgemeinen wurde die Sitzung zur persönlichen Zielvereinbarung von 97,4 % (n = 37) als „sehr gut" oder „eher gut" bewertet und 86,8 % (n = 37) der Befragten gaben auf die Frage, ob diese praxisnah gewesen sei „ja" oder „eher ja" an.

5.3 Evaluation der vereinbarten Ziele

Das wichtigste Ziel stammte bei 55,3 % (n = 21) der Teilnehmer aus dem psychologischen, bei 34,2 % (n = 13) aus dem physiotherapeutischen Bereich. 10,5 % (n = 4) ordneten das Ziel beiden Kategorien zu. Im Mittel vereinbarten die Programmteilnehmer vier Ziele. Sie behielten das Ausmaß der Zielerreichung mit einem Median von Med = 75,00 zwischen der ersten und letzten Messung für die drei wichtigsten Ziele konstant bei.

5.4 Evaluation der Schulungssitzung zur Einführung in das Internetforum

Die Schulungssitzung, in welcher Patienten das Softwaretool demonstriert wurde und während der sie Gelegenheit hatten, dies selbständig auszuprobieren, wurde von allen Teilnehmern im Allgemeinen als „sehr gut" oder „eher gut" bewertet und als „praxisnah" oder „eher praxisnah" empfunden (jeweils n = 38, 100 %).

5.5 Evaluation des gesamten Nachsorgeprogramms

Im Allgemeinen wurde das Nachsorgeforum von 76,3 % (n = 29) als „sehr gut" oder „eher gut" bewertet und 76,3 % (n = 29) der Teilnehmer würden es „unbedingt" oder „eher" weiterempfehlen.

5.6 Exploration der Gründe gegen die Teilnahme

Von n = 81 (58,3 %) der insgesamt n = 139 nicht teilnehmenden Rehabilitanden wurde der Fragebogen zu Gründen der Nicht-Teilnahme ausgefüllt. Bei der Angabe von Gründen waren Mehrfachnennungen möglich. Am häufigsten genannt wurden folgende Antwortalternativen: zu hoher Zeitaufwand (43,2 %), kein verfügbarer Internetzugang (27,2 %), geplante Inanspruchnahme anderer Unterstützungsangebote (24,7 %) und keine erwarteten Schwierigkeiten bei der Umsetzung der persönlichen Nachsorgeziele (22,2 %).

5.7 Exploration zu Gründen der Teilnahmebeendigung

Es schlossen n = 24 (63,2 %) die Teilnahme regulär nach sechs Monaten ab. Ein Abbruch des Programms erfolgte bei den restlichen n = 14 Personen (36,8 %) im Durchschnitt nach 11 Wochen (s = 6,4) mit einem Minimum nach der zweiten und einem Maximum nach der 21. Woche. Von n = 8 (57,1 %) Personen (Drop-outs, DO) liegen Gründe hinsichtlich der vorzeitigen Programmbeendigung vor („Was ist der wichtigste Grund, weshalb Sie sich gegen eine Fortführung der Studienteilnahme entschieden haben?", Mehrfachnennungen waren möglich): zeitliche Gründe (3 Nennungen), kein Unterstützungsbedarf mehr vorhanden (2 Nennungen), technische Probleme (1 Nennung), mangelnde Routine im Schreiben (1 Nennung), geringe Interneterfahrung (1 Nennung), berufliche Gründe (1 Nennung), schwere Erkrankung (1 Nennung), Wunsch nach persönlichem Gespräch (1 Nennung), geringer Alltagsbezug (1 Nennung), hoher Druck (1 Nennung), geringe Motivation (1 Nennung).

5.8 Ergebnisse der Hypothesenprüfung

Die im Folgenden berichteten Ergebnisse beziehen sich jeweils auf jene Teilnehmer, die das Programm komplett durchlaufen haben und von denen sowohl am Ende der stationären Rehabilitation (T1) als auch am Ende der Nachsorge (T2) die entsprechenden Daten vorlagen.

Der SPE-Gesamtwert der Programmteilnehmer unterschied sich zwischen den Zeitpunkten T1 (M = 1,26; s = 1,18) und T2 (M = 1,27; s = 1,17) nicht signifikant voneinander (t(22) = 0,569; p = ,575). Die Ausprägungen der Teilnehmer in der Skala Allgemeine Selbstwirksamkeitserwartung unterschieden sich zwischen den Zeitpunkten T1 (M = 28,53, s = 5,78) und T2 (M = 30,12; s = 4,41) ebenfalls nicht signifikant voneinander (t(16) = -1,336, p = ,200). Weder in den Subskalen Ängstlichkeit, Depressivität und Somatisierung noch im Gesamtwert des Brief Symptom Inventory wiesen die Teilnehmer signifikant unterschiedliche Werte zwischen den Zeitpunkten T1 und T2 auf.

Tabelle 4: Ausprägungen der BSI-18-Subkalen zu den Zeitpunkten T1 und T2 für die Teilnehmer

Brief Symptom Inventory (BSI)	M(s) T1	M(s) T2	T	df	p
Depressivität	2,57 (3,70)	2,91 (4,37)	0,572	22	,573
Ängstlichkeit	3,96 (4,83)	3,65 (5,04)	0,337	22	,739
Somatisierung	2,78 (2,84)	3,30 (3,67)	-0,826	22	,418
Gesamtwert	9,30 (10,19)	9,87 (12,07)	-0,307	22	,761

Schließlich wiesen die Teilnehmer in keiner der Subskalen des FELV signifikant unterschiedliche Werte zwischen den Zeitpunkten T1 und T2 auf. Da der FELV Teil der Routinedokumentation der Mühlenbergklinik ist, die für alle orthopädischen Patienten Anwendung findet, liegen hier auch Daten zum Zeitpunkt „Beginn der Rehabilitationsbehandlung" vor (T0). Aus diesen Daten konnten Intra-Gruppen-Effektstärken in Anlehnung an Hüppe und Raspe (2005) berechnet und mit den von Hüppe und Raspe publizierten durchschnittlichen Effektstärken stationärer Rehabilitation bei chronischen Rückenschmerzen verglichen werden.

Tabelle 5: Effektstärkenvergleich (nach Stichprobenumfang gewichtet) für ausgewählte Outcome Parameter nach Hüppe und Raspe (2005)

FELV-Subskalen	Effekt der stationären Rehabilitation (T0-T1)		Effekt der stationären Rehabilitation + 6 Monate (T0-T2)	
	Hüppe und Raspe (2005)	Mühlenbergklinik	Hüppe und Raspe (2005)	Mühlenbergklinik + Internetnachsorge
Schmerzstärke	0,54	0,89	0,25	0,72
Lebensqualität – Energieverlust	0,95	1,11	0,22	0,89
Selbstinstruktionen – Katastrophendenken	0,37	0,32	0,29	0,52
Depression	0,70	0,83	0,16	0,61
Funktionskapazität	0,30	0,19	0,01	0,44

Bei alleiniger Berücksichtigung des Unterschiedes zwischen Aufnahme und Entlassung aus der stationären Rehabilitation (T0-T1), sind die in der Mühlenbergklinik erzielten Effekte vergleichbar mit den von Hüppe und Raspe berichteten durchschnittlichen Effektstärken. Wird allerdings der Zeitraum von sechs Monaten nach der Entlassung mit berücksichtigt (T0-

T2), ergibt sich in allen Skalen eine Überlegenheit für die in der Mühlenbergklinik behandelten und in die Internetnachsorge eingeschlossenen Patienten. Der in den von Hüppe und Raspe (a.a.O.) zusammengefassten Studien gezeigte Effekt, dass die Wirksamkeit der stationären Rehabilitation sechs Monate nach der Entlassung wieder rückläufig ist, trifft für die in der Mühlenbergklinik behandelten und in die Internetnachsorge eingeschlossenen Rehabilitanden weniger stark oder gar nicht zu.

6 Diskussion

Die Ergebnisse belegen, dass diejenigen Rehabilitanden, die an der Internetnachsorge teilgenommen haben, diese auch durchaus positiv bewerten. Für die Teilnehmer scheint das Internet ein praktikables Medium zu sein. Nachsorge über das Medium Internet ist somit machbar. Auch die konkrete Ausgestaltung des Nachsorgeangebotes und die Anpassung an die Spezifika einer Verhaltensmedizinischen Rehabilitation mit ihrer interdisziplinären Ausrichtung scheint mit der Berücksichtigung von sowohl psychologischen als auch physiotherapeutischen Nachsorgezielen sowie mit der Kombination einzel- und gruppentherapeutischer Interventionsmöglichkeiten gut gelungen und bei den Teilnehmern auf positive Resonanz zu stoßen. Die Drop-Out-Rate liegt mit 37 % etwa in der gleichen Größenordnung wie in anderen Nachsorgestudien [15]. Sie ist ebenfalls vergleichbar mit der durchschnittlichen Abbruchrate für internetbasierte Behandlungen bei psychischen Störungen [16]. Aus den angegebenen Gründen für eine Teilnahmebeendigung ließen sich keine eindeutigen Hinweise ableiten, wie das Internetforum optimiert werden könnte, um die Drop-out-Rate noch weiter zu senken.

Die Akzeptanz des Angebotes blieb mit 21 % hinter den Erwartungen zurück. Dabei werden in vergleichbaren Untersuchungen mit den sog. neuen Medien ähnliche oder geringere Akzeptanzraten berichtet (z.B. [17]). Höhere Akzeptanzraten erzielen nach wie vor Nachsorgeangebote, die paper-pencil-Methoden einsetzen [15]. Die Vertrautheit der Teilnehmerinnen und Teilnehmer mit dem Internet scheint in diesem Zusammenhang besonders bedeutsam zu sein. Je selbstverständlicher Rehabilitanden das Internet nutzen, desto bereiter sind sie, das Internet auch als Medium für die Nachsorge zu akzeptieren. Die zunehmende Verbreitung des Internets in der Bevölkerung und die Tatsache, dass die Selbstverständlichkeit der Nutzung in jüngeren Bevölkerungsjahrgängen größer ist, lassen erwarten, dass das Internet in der Zukunft als Medium für Nachsorgeangebote attraktiver werden wird und dass die Akzeptanz weiter steigen wird.

Über die Wirksamkeit der hier beschriebenen internetbasierten Nachsorge können mit den vorliegenden Daten nur Vermutungen angestellt werden. Das Design der Studie mit einer Post-Katamnese-Untersuchung einer einzigen und außerdem kleinen Untersuchungsgruppe lässt keine kausalen Aussagen über Wirksamkeitszusammenhänge zu. Festzuhalten bleibt dennoch, dass die Teilnehmer hypothesenkonform das üblicherweise zu beobachtende Nachlassen der Wirksamkeit der stationären Rehabilitation weniger zeigten, sondern dass die subjektive Prognose der Erwerbstätigkeit etwa auf dem Niveau blieb, das auch zum Ende der Rehabilitation dokumentiert wurde. Ähnlich verhält es sich mit den sekundären Outcomemaßen. Der Vergleich mit den von Hüppe und Raspe (2005) publizierten Effektstärken bezogen auf das erwerbsbezogene Leistungsvermögen stützt die Vermutung, dass die Nachsorge dazu beiträgt, dass die Wirksamkeit der stationären Rehabilitation erhalten bleibt bzw. sogar weiter gesteigert werden könnte, auch wenn einschränkend zu berücksichtigen ist, dass die von Hüppe und Raspe aggregierten Daten inzwischen mindestens zehn Jahre alt sind und somit wahrscheinlich nicht den aktuellen Stand der Rehabilitation wiedergeben. Weiterhin lässt sich mit dem hier gewählten Forschungsdesign nicht ausschließen, dass auch die stationäre verhaltensmedizinisch orientierte Rehabilitation in der Mühlenbergklinik selbst für die im Nachsorgezeitraum dokumentierten Entwicklungen verantwortlich ist. Auch ist denkbar, dass über die Teilnahmeentscheidung eine Positivselektion der Stichprobe stattgefunden hat. Als wichtigster Grund für die Nichtteilnahme wurde der zu hohe Zeitaufwand angegeben. Insofern kann angenommen werden, dass eher veränderungsmotivierte Rehabilitanden teilgenommen haben. Die Beantwortung der Frage nach der Wirksamkeit der Nachsorge ist letztlich nur über eine randomisierte und kontrollierte Untersuchung möglich, bei der die Teilnahme mit der Nicht-Teilnahme verglichen wird.

7 Schlussfolgerungen, praktische Relevanz der Ergebnisse und Transfer

Die ausschließliche Realisation der Nachsorge über das Medium Internet scheint zum gegenwärtigen Zeitpunkt noch verfrüht. Allerdings legen die Ergebnisse auch nahe, dass eine Subgruppe der Rehabilitanden das Medium Internet als durchaus attraktiv bewertet und, dass das Medium dazu beitragen könnte, den Erfolg der stationären Rehabilitation aufrecht zu erhalten. Bislang wird den Rehabilitanden bei den Nachsorgeangeboten das Medium (Telefon, Internet, etc.) jeweils vorgegeben. Die Ergebnisse der hier vorgestellten Studie lassen vermuten, dass es sinnvoll sein könnte, die

Wahl des Mediums den Rehabilitanden frei zu stellen und lediglich die wahrscheinlich wirksamen Inhalte festzulegen. Mittels welchen Mediums diese dann transportiert werden (ob etwa telefonisch, mittels paper-pencil-Techniken oder unter Nutzung moderner Technologien per Internet) könnte der Präferenz der Rehabilitanden unterliegen. So könnte jeder Rehabilitand jenes Medium auswählen, das zu seinem individuellen Erfahrungshintergrund, zur individuellen Lebenssituation und zum individuellen Lebensstil am besten passt. Die Akzeptanz von Nachsorgeangeboten könnte auf diese Weise unter Umständen noch einmal erhöht werden.

Literaturverzeichnis

[1] Hüppe A, Raspe H (2005) Zur Wirksamkeit von stationärer medizinischer Rehabilitation in Deutschland bei chronischen Rückenschmerzen: Aktualisierung und methodenkritische Diskussion einer Literaturübersicht. Die Rehabilitation, 44(1), 24-33

[2] Bethge M, Müller-Fahrnow W (2008) Wirksamkeit einer intensivierten stationären Rehabilitation bei muskuloskelettalen Erkrankungen: systematischer Review und Meta-Analyse. Die Rehabilitation, 47(4), 200-209

[3] PGNS (Projektgruppe Nachsorge der Deutschen Rentenversicherung Bund) (2008). Empfehlungen zur Weiterentwicklung der Reha-Nachsorge in der Rentenversicherung. Online im Internet: URL: http://www.deutsche-rentenversicherung.de/cae/servlet/contentblob/207030/publicationFile/2264/rahmenkonzept_nachsorge.pdf

[4] Moessner M, Aufdermauer N, Baier C, Göbel H, Kuhnt O, Neubauer E, Poesthorst H, Kordy H (2014) Wirksamkeit eines Internet-gestützten Nachsorgeangebots für Patienten mit chronischen Rückenschmerzen. PPmP-Psychotherapie• Psychosomatik• Medizinische Psychologie, 64 (02), 47-53.

[5] Pfaudler, S., Benninghoven, D., Hoberg, E. (2011). Internetbasierte Nachsorge bei verhaltensmedizinisch-orthopädischen Patienten: Evaluation von technischer Verfügbarkeit und inhaltlichen Erwartungen. DRV Schriften, 93, 319-321

[6] Mittag, O. & Raspe, H. (2003). Eine kurze Skala zur Messung der subjektiven Prognose der Erwerbstätigkeit: Ergebnisse einer Untersuchung an 4279 Mitgliedern der gesetzlichen Arbeiterrentenversicherung zu Reliabilität (Guttman-Skalierung) und Validität der Skala. Rehabilitation, 42, 169-174.

[7] Mittag, O.. Meyer, T., Glaser-Möller, N., Matthis, C., Raspe, H. (2006). Vorhersage der Erwerbstätigkeit in einer Bevölkerungsstichprobe von 4225 Versicherten der LVA über einen Prognosezeitraum von fünf Jahren mittels einer kurzen Skala (SPE-Skala). Gesundheitswesen, 68, 294-302.

[8] Deck R. (1996). Die Messung des erwerbsbezogenen Leistungsvermögens. Zur Weiterentwicklung eines standardisierten Fragebogens zur Erfassung des Erwerbsbezogenen Leistungsvermögens-Patient/-Arzt (FELV-P/FELV-A). DRV Schriften, 6: 45-46.

[9] Schwarzer, R. (1994). Optimistische Kompetenzerwartung: zur Erfassung einer personellen Bewältigungsressource. Diagnostica, 40, 105-123.

[10] Franke, G.H. (2000). Brief Symptom Inventory von L.R. Derogatis (Kurzform der SCL-90-R) - Deutsche Version. Göttingen: Beltz.

[11] Linton, S.J. (2000). A review of psychological risk factors in back and neck pain. Spine, 25, 1148-1156.

[12] Pincus, T., Burton, A.K., Vogel, S, Field, A.P. (2002). A systematic review of psychological factors as predictors of chronicity/disability in prospective cohorts of low back pain. Spine, 27, 109-120.

[13] Vowles, E., Gross, R.T., Sorrell, J.T. (2004). Predicting work status following interdisciplinary treatment for chronic pain. European Journal of Pain, 8, 351-358.

[14] Kiresuk, T., Sherman, R. (1968). Goal attainment scaling: A general method for evaluating comprehensive community mental health programs. Community Mental Health Journal, 4, 443-453.

[15] Schramm, S., Hüppe, A., Deck, R. (2011).Projektbericht: Rehabilitationsnachsorge – Ein „Neues Credo" für Rehabilitationskliniken (Förderkennzeichen 0421-FSCP-0549). Online im Internet: URL: http://forschung.deutsche-rentenversicherung.de/ForschPortalWeb/ressource?key=Credo_I_AB.pdf

[16] Melville K.M., Casey, L.M., Kavanagh, D.J. (2010). Dropout from internet-based treatment for psychological disorders. British Journal of Clinical Psychology, 49, 455-471.

[17] Faller H. (2010) Live-Online-Nachsorge geschulter Rehabilitanden durch E-Learning. http://www.psychotherapie.uni-wuerzburg.de/forschung/Abschlussbericht_Live-Online-Nachsorge.pdf (Tag des Zugriffs: 25.01.2014)

Liveonline-Nachbetreuung von Patienten mit Adipositas nach einer stationären medizinischen Rehabilitationsmaßnahme

Jürgen Theissing, Ruth Deck und Heiner Raspe

1 Hintergrund

Im Fokus dieser Forschungsarbeit steht die abdominelle Adipositas, welche als Leitsymptom des Metabolischen Syndroms gilt [1]. Das Metabolische Syndrom wird im Alter über 40 Jahren bei 25 - 30% der deutschen Bevölkerung gefunden und gilt als wichtige Vorstufe sowohl für den Typ 2-Diabetes als auch für kardiovaskuläre Erkrankungen und ist damit von enormer sozialer und medizinischer Bedeutung [2]. Eine Gewichtsabnahme verbessert alle Einzelfaktoren (Insulinresistenz, Hypertonie, Glukose- und Fettstoffwechsel, Gerinnungssystem etc.) des Metabolischen Syndroms. Eine parallele Erhöhung der körperlichen Aktivität steigert hierbei nicht nur die kardiorespiratorische Fitness, sondern hat einen weiteren günstigen Einfluss auf den Glukose- und Lipidstoffwechsel, reduziert die Insulinresistenz und hat positive Auswirkungen auf das Körpergewicht, insbesondere auf das abdominelle Fett.

Der enge Zusammenhang zwischen der abdominellen Adipositas und dem Vorliegen bzw. der Entstehung von Typ 2-Diabetes und kardiovaskulären Erkrankungen findet in der stationären diabetologischen und kardiologischen Rehabilitation Berücksichtigung. Dort erhalten adipöse Patienten gezielte Interventionen zur Förderung eines gesunden Ernährungsverhaltens sowie zur Steigerung körperlicher Aktivität mit dem Ziel einer langfristigen Reduktion von Taillenumfang und Gewicht. Während kurzfristige Rehabilitationseffekte in der stationären Behandlung adipöser Patienten belegt sind, werden langfristige Erfolge hingegen selten berichtet [3-5]. Notwendig ist daher der Ausbau effizienter Nachsorgemaßnahmen zur Verstetigung des Rehabilitationserfolgs.

Indikationsübergreifend gewinnen internetbasierte Nachsorgeprogramme aufgrund der Ortsunabhängigkeit und der hohen didaktischen Möglichkeiten im Vergleich zum Brief oder der Kommunikation per Telefon/SMS zunehmend an Bedeutung. In den letzten Jahren sind Forschungsvorhaben veröffentlicht worden, in denen Patienten z.b. Chaträume, Foren oder E-Mail nutzen, um sich textbasiert mit ihrem Therapeuten oder auch anderen Patienten auszutauschen [6-7]. Ebenfalls finden sich Beispiele, wo internetbasierte Expertensysteme in einen Dialog mit den Patienten treten und aufbauend auf den Prinzipien der Verhaltensmodifikation individualisierte Informationen, Beratungsinhalte und Trainingsaufgaben vermitteln [8]. Im Vordergrund dieses „asynchronen E-Learning" oder auch „web based training" stehen automatisierte Prozesse, weniger der Kontakt mit einem realen Therapeuten, welcher in der Regel limitiert und ergänzend per E-Mail stattfindet. Zu dem europaweit bekanntesten Verfahren zählt „Interapy", welches bereits 1999 in den Niederlanden entwickelt wurde [9].

Neu im Bereich der webbasierten Rehanachsorge sind audio-synchrone Anwendungen, auch „liveonline" oder „virtual classroom" genannt. In dieser virtuellen Lernform stehen die beteiligten Personen über Mikrofon und Kopfhörer, optional per Webcam, im Audio- /Video-Kontakt. Zudem besteht die Möglichkeit, Folien, Bilder, Videos zu zeigen, Dateien unterschiedlicher Formate direkt auf die PCs der Teilnehmer zu übertragen, schriftliche Fragen zu integrieren und eine gemeinsame Schreibfläche für Diskussionen und schriftliche Übungen zu nutzen.

Ursprünglich und erstmalig wurde diese Form des virtuellen Lernens für standortübergreifende Mitarbeiterschulungen und Management-Konferenzen von international operierenden Unternehmen eingesetzt. Heute zählt es zu den Standardtools der Unternehmenskommunikation, wobei es auch zunehmend im Bereich schulischer und universitärer Bildung Verwendung findet. Bei liveonline-Kursen im Gesundheitsbereich handelt es sich um virtuelle Kurse mit Teilnehmern/Patienten und einem Coach/Therapeuten/Berater, der den Kurs leitet. Implementiert wurde liveonline erstmals 2007 im Gesundheitsbereich aus der Notwendigkeit der Gesetzlichen Krankenversicherung heraus, Gesundheitsförderung kursbasiert und gleichzeitig ortsunabhängig zu realisieren. Hierdurch sollten jene Personen angesprochen werden, die die klassische Kursform zur Gesundheitsförderung grundsätzlich bevorzugen, sich aber eine ortsunabhängige Teilnahme wünschen und die web-basierte Trainings als zu anonym bzw. zu wenig sozial interaktiv einstufen.

2 Studienziel und Studiendesign

Ziel des Forschungsprojekts ist die Entwicklung, Implementierung und Evaluation einer multiprofessionellen liveonline-Nachbetreuung bei Rehabilitanden mit abdomineller Adipositas im Rahmen des metabolischen Syndroms. Nach Entlassung aus der Rehabilitationsklinik sollte die Interventionsgruppe an einer liveonline-Nachsorge teilnehmen, bei der sich die Patienten in geschlossenen Gruppen bestehend aus maximal 12 Teilnehmern und einem Sitzungsleiter sechs Mal in monatlichen Abständen zu einer liveonline-Sitzung á 90 Minuten treffen. Die Kontrollgruppe sollte keine Intervention innerhalb dieses Projekts erhalten.

Die Studie wurde als prospektive, randomisierte Kontrollgruppenuntersuchung durchgeführt. Es handelte sich um eine quantitative Längsschnitterhebung, wobei die Zielgrößen zu vier Erhebungszeitpunkten erhoben wurden: Beginn (T1), Ende der stationären Reha (T2), sechs (T3) sowie 12 Monate nach Entlassung (T4) aus der stationären Rehabilitation. Die statistische Prüfung erfolgte mittels t-Tests, Varianzanalysen mit Messwiederholung und der Einbindung von Kovariaten zur Berücksichtigung von Baseline-Unterschieden. Primärer Endpunkt war die 12-Monats-Katamnese. Fehlende Werte wurden fallweise ausgeschlossen. Die beteiligten Rehabilitationseinrichtungen Curschmann Klinik (Timmendorfer Strand), Reha-Klinik Damp (Damp), Klinik Hellbachtal (Mölln) rekrutierten jeweils Patienten für die Interventions- und Kontrollgruppe.

In der Studie sollte untersucht werden, ob

1. bei Teilnehmern einer multiprofessionellen liveonline-Nachbetreuung eine langfristige Reduktion von Taillenumfang und Gewicht erzielt wird und
2. bei Teilnehmern einer liveonline-Nachbetreuung eine langfristige Optimierung des Ernährungsverhaltens sowie eine Steigerung der körperlichen Aktivität zu beobachten sind.

In der Tabelle 1 sind die eingesetzten Erhebungsinstrumente und Messzeitpunkte zusammenfassend dargestellt. Um eine möglichst direkte Rückmeldung zu den Inhalten und der Durchführung der liveonline-Nachsorgesitzungen zu erhalten, wurden die Patienten gebeten, unmittelbar nach der Sitzung ein anonymes Online-Feedback zur gerade besuchten Nachsorgesitzung abzugeben. Dieses sollte neben den Informationen aus den Patientenfragebögen insbesondere dazu dienen, möglichst frühzeitig potentiell in der Anfangsphase auftretende Schwächen und Probleme des Nachsorgeprogramms direkt beheben zu können.

Tabelle 1: Variablen, Instrumente und Messzeitpunkte

Variablen	Instrumente	T1	T2	T3	T4
Taillenumfang	Messung durch Klinikpersonal bzw. Patienten (nach Anleitung)	●	●	●	●
Gewicht	Messung durch Klinikpersonal bzw. Patienten (nach Anleitung)	●	●	●	●
Ernährungsverhalten	DEBQ, Fragebogen zum Ernährungsverhalten [10]	●	●	●	●
Körperliche Aktivität	FFkA, Freiburger Fragebogen zur körperlichen Aktivität [11]	●		●	●
Soziodemographie	Soziodemographischer Kerndatensatz [12]	●			

3 Intervention

Die Interventionsgruppe erhielt nach der Randomisierung in den beteiligten Kliniken ein Informationsblatt mit Hinweisen zur Bedienung der liveonline-Technik, um Schwierigkeiten und Hemmschwellen der späteren Nutzung zu Hause zu minimieren und die Patienten mit dem Nachsorgekonzept vertraut zu machen. Darüber hinaus wurden ein Mail-Kontakt und eine Telefonhotline eingerichtet, an die sich die Teilnehmer wenden konnten, wenn sie Schwierigkeiten z. B. beim Anschluss des PC-Headsets oder dem Betreten des virtuellen Seminarraums hatten. Vor dem Start der liveonline-Sitzungen wurde mit allen Teilnehmern ein „Soundcheck" durchgeführt, um einerseits die Audioverbindung im Vorfeld der Sitzungen zu überprüfen und andererseits den Teilnehmern eine Einführung in die liveonline-Technik zu geben. Die technischen Voraussetzungen auf der Teilnehmerseite waren zum Zeitpunkt des Forschungsprojekts ein PC/Laptop mit Windows-Betriebssystem und Internetzugang sowie ein Kopfhörer-Mikrofon-Set. Seit 2013 ist die Verwendung mit allen Endgeräten (neben PC/Laptop auch Smartphone/Tablet mit Windows, MacOS, iOS, Android etc. möglich). Spätestens 24 Stunden vor jeder der liveonline-Sitzungen erhielten die Teilnehmer eine E-Mail mit einem Zugangslink. Mit diesem Internetlink loggten sich die Teilnehmer kurz vor Beginn der liveonline-Gruppensitzung ein. Die Bestandteile des liveonline-Nachsorgeprogramms entsprachen im Wesentlichen den Inhalten der bereits in der Klinik durchgeführten Interventionen, jedoch mit besonderem Fokus auf den Transfer des Erlernten in den Alltag und unter Berücksichtigung der liveonline-Methode. Um hierbei möglichst das gesamte Verhaltensspektrum abzudecken, wurde eine multiprofessionelle Nachsorge gewählt, d.h. es wurden jeweils zwei Nachsorgeeinheiten von einem Psychologen, einem Ernährungsberater und einem Physiotherapeuten moderiert. Hierdurch konnten einerseits die für die Nachsorge benötigten personellen Ressourcen der Rehabilitationseinrichtung verteilt werden, andererseits konnte der multiprofessionelle Behandlungsansatz der stationären Rehabilitation auch in der Nachsorge realisiert werden.

Für den physiotherapeutischen Bereich bedeutete die Anpassung an die liveonline-Methode, dass im Gegensatz zum Aufenthalt in der Rehabilitationseinrichtung keine konkreten Übungen in der Nachsorgegruppe durchgeführt, sondern bisherige Bewegungsaktivtäten, sowohl konkrete Sportaktivitäten als auch Alltagsbewegungen in der Gruppe gesammelt, bewertet und diskutiert wurden. Schwierigkeiten der Patienten beim Transfer des Erlernten in den Alltag sollten hierbei besonders berücksichtigt sowie Lösungsstrategien für eine adäquate langfristige Bewegungssteigerung vorgestellt werden. Die Ernährungsberater hingegen konnten „liveonline" nutzen wie in ihren Seminaren während der Rehabilitationsmaßnahme. Allerdings wurden die Nachsorgeeinheiten im Gegensatz zur Zeit während des Rehaaufenthalts weniger edukativ aufgebaut, sondern auf der Basis einer Gruppendiskussion Erfolge und Misserfolge der langfristigen Ernährungsumstellung analysiert und an den Alltag der Patienten angepasste Verhaltensweisen zur Erreichung eines gesundheitlich unbedenklichen Gewichts vermitteln. Die beiden psychologischen Nachsorgeeinheiten waren einerseits thematisch dem Stressmanagement zugeordnet, um die bei Stress entstehenden Ernährungsfehler zu kompensieren, andererseits die Patienten zu einem generell gesundheitsfördernden Lebensstil zu motivieren. Hierfür wurden volitionale Kompetenzen wie Barrierenmanagement sowie die Verwendung von Verhaltensplänen vermittelt.

Stichprobe:

Insgesamt konnten 169 Rehabilitanden für die Studie rekrutiert werden. Die ursprünglich anvisierte höhere Stichprobengröße von 436 Teilnehmern wurde verfehlt. Tabelle 2 enthält die Anzahl der Studienteilnehmer in den beiden Untersuchungsgruppen in Abhängigkeit des Messzeitpunkts. Die Stichprobe für die Analyse der Treatmenteffekte beinhaltet jene Rehabilitanden, von denen zu allen vier Messzeitpunkten Daten vorliegen (N = 84).

Der Dropout zwischen den Messzeitpunkten T1 und T3 beträgt 33%, zwischen T1 und T4 50%, wobei diese Dropout-Berechnung sich auf die Analysestichprobe im Vergleich zur Ausgangsstichprobe bezieht und somit ein höheren Dropout-Wert resultiert im Vergleich zur reinen T4-Teilnehmerzahl in Relation zur Ausgangsstichprobe (Dropout: 44%).

Tabelle 2: Anzahl der Studienteilnehmer im Verlauf der Studie

	T2 Ende Reha	T3 6 Monatskatamnese	T4 12 Monatskatamnese
Interventionsgruppe	58	38	29
Kontrollgruppe	106	75	55
Gesamt (T1: N=169)	164	113	84

Die Teilnehmer waren durchschnittlich 53 Jahre alt, überwiegend männlich und mehrheitlich verheiratet. Ca. ¾ der Studienteilnehmer waren zum Zeitpunkt der Studie berufstätig. In der Tabelle 3 sind die soziodemographischen Kernmerkmale zusammenfassend dargestellt. Der Anteil der Frauen in der Interventionsgruppe war höher als in der Kontrollgruppe (51,7 vs. 30,9%), jedoch war dieser Unterschied statistisch nicht signifikant. Die Teilnehmer der Interventionsgruppe waren im Durchschnitt drei Jahre jünger und hatten einen höheren Schulabschluss im Vergleich zu den Teilnehmern der Kontrollgruppe.

Tabelle 3: Merkmale der Analysestichprobe (N=84)

	IG (N=29)	KG (N=55)	Signifikanz
Alter: M^1 (SD^2)	51,8 (8,4)	54,6 (7,4)	p=.123
Geschlecht: % (n) Anteil Frauen	51,7 (15)	30,9 (17)	p=.072
Verheiratet: % (n)	72,4 (21)	76,4 (42)	p=.488
Berufstätigkeit: % (n) aktuell berufstätig	79,3 (23)	72,7 (40)	p=.302
Schulabschluss: % (n) Hauptschule Realschule Fachhochschulreife Abitur	13,8 (4) 24,1 (7) 24,1 (7) 31,0 (9)	20,0 (11) 32,7 (18) 14,5 (8) 25,5 (14)	p=.233
Berufsausbildung: % (n) Lehre Fachschule Fachhochschule Universität	34,5 (10) 17,2 (5) 20,7 (6) 20,7 (6)	38,2 (21) 38,2 (21) 7,3 (4) 12,7 (7)	p=.153

[1] Mittelwert, [2] Standardabweichung

4 12-Monatskatamnese

Kein statistisch bedeutsamer Unterschied fand sich zum Messzeitpunkt T1 (Beginn der Reha) zwischen Interventions- und Kontrollgruppe in den primären Zielgrößen Taillenumfang und Body Mass Index. Es konnten ein mittel- und langfristig statistisch signifikanter Rückgang sowohl des Bauchumfangs als auch des BMI in Interventions- und Kontrollgruppe festgestellt werden. Eine Überlegenheit der Interventions- gegenüber der Kontrollgruppe wurde jedoch nicht festgestellt. Die Abbildung 1 veranschaulicht die Reduktion von Taillenumfang und BMI zwischen den vier Messzeitpunkten und den dazugehörigen Effektstärken bezogen auf die 12-Monatskatamnese (T1 - T4).

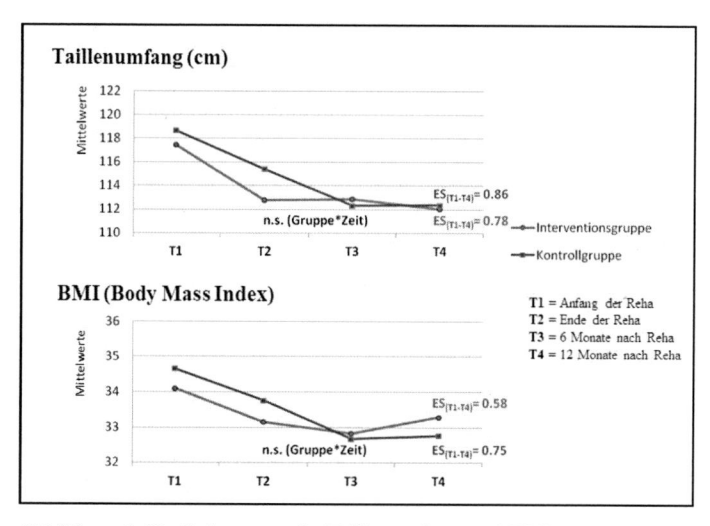

Abbildung 1: Veränderungen in Taillenumfang und BMI

Ebenfalls kein statistisch bedeutsamer Unterschied fand sich zum Messzeitpunkt T1 zwischen den beiden Untersuchungsgruppen hinsichtlich der sekundären Zielgrößen Ernährungsverhalten (DEBQ) und körperliche Aktivität (FFkA). Die Abbildungen 2 - 3 skizzieren die Veränderungen der drei Skalen des Ernährungsverhaltens des DEBQ zwischen den vier Messzeitpunkten in beiden Untersuchungsgruppen sowie den dazugehörigen Effektstärken (T1 - T4).

Restriktives Ernährungsverhalten (DEBQ, Skala 1)

Gefühlsinduziertes Essen (DEBQ, Skala 2)

T1 = Anfang der Reha
T2 = Ende der Reha
T3 = 6 Monate nach Reha
T4 = 12 Monate nach Reha

Extern bestimmtes Ernährungsverhalten (DEBQ, Skala 3)

Körperliche Aktivität (FFkA, Stunden pro Woche)

T1 = Anfang der Reha
T2 = Ende der Reha
T3 = 6 Monate nach Reha
T4 = 12 Monate nach Reha

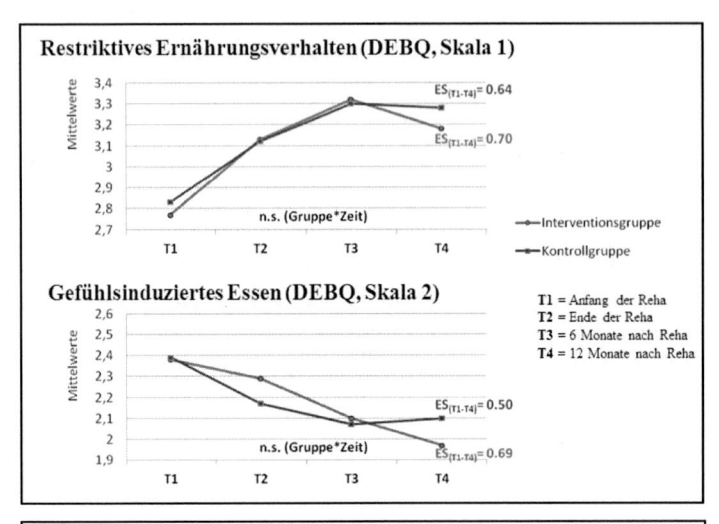

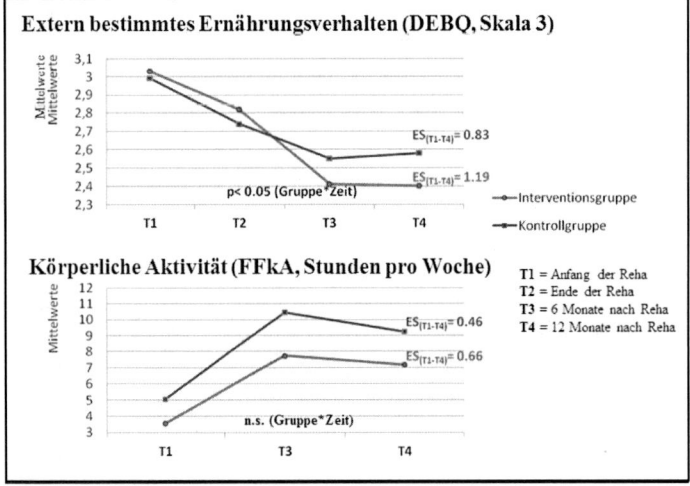

Abbildung 2 und 3: Veränderungen in Ernährungsverhalten und Aktivität

Die Skala „Restriktives Ernährungsverhalten" erfasst, inwiefern das Essverhalten einer kognitiven Kontrolle unterliegt, ob z. B. jemand in der Lage ist, nach einer Gewichtszunahme seine Nahrungszufuhr zu drosseln. Die Skala „Gefühlsinduziertes Essen" misst, inwieweit emotionale Erregungszustände wie Ärger, Angst, depressive Stimmung zu einer verstärkten Nahrungsaufnahme führen. Die Skala „Extern bestimmtes Ernährungsverhalten" erfasst hingegen die Empfänglichkeit für äußere Stimuli unter Nichtbeachtung interner physiologischer Signale, d. h. ob eine Person häufig etwas isst, wenn sie sich z. B. einsam oder frustriert fühlt, obwohl sie keinen physiologisch basierten Hunger hat. Bei beiden Untersuchungsgruppen konnten statistisch signifikante Verbesserungen in allen 3 Dimensionen des Ernährungsverhaltens sechs und 12 Monate nach Ende der Reha nachgewiesen werden. Beim „Extern bestimmten Ernährungsverhalten" waren diese Verbesserungen 12 Monate nach Rehaende in der Interventionsgruppe signifikant stärker ausgeprägt als in der Kontrollgruppe.

In beiden Untersuchungsgruppen wurde 12 Monate nach Rehaende eine Zunahme der körperlichen Aktivität im Vergleich zum Beginn der Rehamaßnahme festgestellt. Es konnte eine Steigerung von durchschnittlich 3,5 bis 5 auf ca. 7 bis 9 Stunden körperliche Aktivität pro Woche beobachtet werden. Unterschiede zwischen den Gruppen konnten hingegen nicht ermittelt werden.

5 Online-Feedback

Unmittelbar nach den Liveonline-Sitzungen wurden die Teilnehmer gebeten, online und anonym die jeweils gerade besuchte Nachsorgesitzung anhand von drei kurzen Fragen zu beurteilen. Insgesamt wurden 108 Beurteilungen abgegeben. Die Abbildungen 4 - 6 fassen dieses Online-Feedback grafisch zusammen. Kein Teilnehmer äußerte sich unzufrieden hinsichtlich der Inhalte und der Coaches. 46% waren sehr zufrieden mit den Inhalten, 64% waren sehr zufrieden mit der Leitung (Coach). Liveonline als Methode wurden deutlich positiv gewertet (53 wählten die Note „sehr gut", 42 „gut").

Online-Feedback 1

Inhalte: 46 sehr zufrieden, 54 zufrieden
Coach: 64 sehr zufrieden, 36 zufrieden

- sehr zufrieden
- zufrieden
- unzufrieden
- sehr unzufrieden

Abb. 2: Zufriedenheit mit Inhalten und Coach
(N=108, Angaben in %)

Online-Feedback 2

Liveonline als Methode: 53 sehr gut, 42 gut, 5 geht so

- sehr gut
- gut
- geht so
- nicht gut

Abb. 3: Bewertung von Liveonline als Nachsorgemethode
(N=108, Angaben in %)

Online-Feedback 3

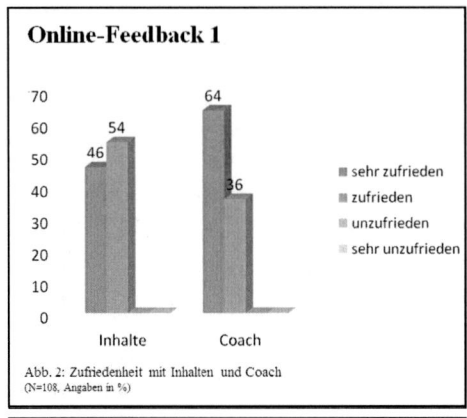

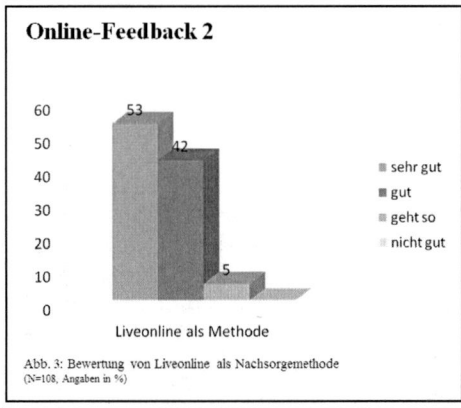

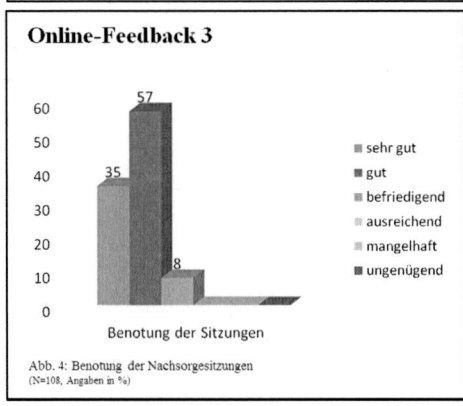

Benotung der Sitzungen: 35 sehr gut, 57 gut, 8 befriedigend

- sehr gut
- gut
- befriedigend
- ausreichend
- mangelhaft
- ungenügend

Abb. 4: Benotung der Nachsorgesitzungen
(N=108, Angaben in %)

Abbildungen 4 bis 6: Zufriedenheit mit Liveonline

6 Diskussion

Insgesamt konnte nur 40% der anvisierten Stichprobengröße erreicht werden. Neben strukturinternen Gründen in einzelnen kooperierenden Einrichtungen wie Personalwechsel, speziell im projektbezogenen ärztlichen und therapeutischen Bereich, kam es seitens grundsätzlich eligibler Patienten zur Verweigerung der Studienteilnahme, weil diese laut eigener Angaben nicht über einen Internetzugang verfügten. Der Anteil dieser Verweigerer lag deutlich über den Erwartungen, die aus einer Pilotstudie [13] zur Prüfung der Voraussetzungen einer webbasierten Nachsorge resultierten. Möglicherweise fühlten sich potentielle Studienteilnehmer hinsichtlich des technischen Anspruchs dieser Nachsorgeform überfordert oder wurden im Rahmen der Rekrutierungsbemühungen der Klinik nicht ausreichend aufgeklärt.

Es sollte auch berücksichtigt werden, dass diese Form der Betreuung im Rahmen der Rehabilitationsnachsorge deutschlandweit erstmalig implementiert wurde und daher seitens der Patienten keinerlei Erfahrungswerte oder Anknüpfungspunkte bestanden. Andererseits lag die Rekrutierungsquote mit 40% weit vor anderen vergleichbaren Forschungsprojekten (2007 - 2010) mit einer internetbasierten Live-Nachsorge in der stationären somatischen Rehabilitation (u. a. [14]). Auch das Durchschnittsalter der Stichprobe mit 53 Jahren spielte eine Rolle. Höhere Rekrutierungsquoten wurden bislang hauptsächlich aus dem Bereich der psychosomatischen Rehabilitation berichtet [15], wo die Patienten im Durchschnitt ca. zehn Jahre jünger waren. Um in zukünftigen internetbasierten Live-Nachsorgeprojekten speziell bei „älteren" Rehabilitanden höhere Rekrutierungsquoten erzielen zu können, scheint eine noch intensivere Aufklärung über dieses Nachsorgemedium zwingend erforderlich. Wichtige Erkenntnisse können in diesem Zusammenhang vom EU-Projekt IROHLA Intervention Research On Health Literacy among Ageing population [16] erwartet werden, dessen Ziel die Steigerung von Gesundheitskompetenz bei älteren Menschen ist. Neben den klassischen Kommunikationsmethoden wie Brief, Telefon sowie dem face-to-face-Dialog wird auch eine liveonlinebasierte Intervention entwickelt und evaluiert.

Insgesamt konnten in der Interventionsgruppe in allen primären und sekundären Zielvariablen signifikante langfristige Verbesserungen erzielt werden. Diese Verbesserungen waren jedoch nur partiell der Kontrollgruppe überlegen. Statistisch signifikant war diese Überlegenheit im Bereich des extern bestimmten Ernährungsverhaltens 12 Monate nach Reha-Ende. Eine Überlegenheit der Interventionsgruppe gegenüber der Kontrollgruppe hinsichtlich der primären Zielgrößen BMI und Taillenumfang konnte nicht bestätigt werden. Zu einem ähnlichen Ergebnis kommen auch Faller et al. [17] in ihrer Studie, in der in durchschnittlich fünf telefonischen Nachsorgegesprächen adipöse Patienten nach stationärem Rehabilitationsaufenthalt bei der Realisierung von Plänen zur Steigerung körperlicher Aktivität im Alltag unterstützt wurden. In dieser Studie konnte zwar eine Überlegenheit der Interventions- gegenüber der Kontrollgruppe im Bereich der körperlichen Aktivitätssteigerung, jedoch nicht in der primären Zielvariable BMI festgestellt werden.

Das Online-Feedback der Teilnehmer zeigt deutlich, dass eine Liveonline-Nachsorge in der Rehabilitation sehr gut akzeptiert wird und gut implementierbar ist. Der Einsatz von liveonline als Nachsorgemethode in der Routine-Versorgung der stationären kardio-diabetologischen Rehabilitation bei adipösen Patienten ist jedoch aufgrund der vorliegenden Daten nur eingeschränkt zu empfehlen. Weitere Forschung ist erforderlich, um die Wirksamkeit der Intervention durch entweder eine Intensivierung der Liveonline-Nachbetreuung durch mehr Sitzungen oder aber eine Ergänzung mit anderen Interventionsformen (Brief, Telefon, SMS, Apps etc.) nachzuweisen. Eine Übertragung auf andere Indikationen, wie der Psychosomatik erscheint vielversprechend. Hierfür sprechen zum einen das niedrigere Durchschnittsalter und die damit einhergehende stärkere Internetaffinität aber auch die Möglichkeit, mit der Multimedialtiät und Interaktivität von liveonline, wesentliche Elemente bestehender psychosomatischer Nachsorgeangebote live und online zu simulieren.

Gleichzeitig sollte auch die Weiterentwicklung des audio-synchronen E-Learnings beachtet werden. Insbesondere zukünftige Innovationen führender Unternehmen im Silicon Valley im Bereich Online-3D-Infrastrukturen sowie virtuellen Welten werden die liveonline-Technologie im Hinblick auf eine noch lebendigere und interaktivere Kommunikation nachhaltig beeinflussen und bereichern.

Förderung

Aus dem Projekt „Liveonline-Nachbetreuung von Patienten mit Adipositas nach einer stationären medizinischen Rehabilitationsmaßnahme" (Förderer: Verein zur Förderung der Rehabilitationsforschung in Hamburg, Mecklenburg-Vorpommern und Schleswig-Holstein e.V. – *vffr*; FKZ: 133). Wir danken dem *vffr* für die Förderung und die Hilfe bei der Durchführung des Projekts.

Literatur

[1] Grundy SM, Brewer HB, Cleeman JI, Smith SC & Lenfant D. Definition of metabolic syndrome: report of the National, Heart, Lung, and Blood Institute/American Heart Association conference on scientific issues related to definition. Circulation 2004; 109:433-438

[2] Hanefeld M. Metabolisches Syndrom - Quo vadis et cui bono? Deutsche Medizinische Wochenschrift 2006; 131:236-239

[3] Becker S, Niess A, Hipp A, Fritsche A, Gallwitz B, Granderath F, Kramer M, Zipfel S. Adipositas - eine interdisziplinäre Aufgabe. Therapeutische Umschau 2006; 63:509-514

[4] Becker S, Rapps N, Zipfel S. Psychotherapie bei Adipositas - Ein systematischer Überblick. Psycho-therapie, Psychosomatik und Medizinische Psychologie 2007; 57:420-427

[5] Munsch S, Biedert E, Meyer A, Michael T, Schlup B, Tuch A, Margraf J. A randomized comparison of cognitive behavioral therapy and behavioral weight loss treatment for overweight individuals with binge eating disorder. International Journal of Eating Disorders 2007; 40:102-113

[6] Campbell M, Meier A, Carr C, Enga Z, James AS, Reedy J, Zheng B. Health behaviour changes after colon cancer: a comparison of findings from face-to-face and on-line focus groups. Family and Community Health 2001; 24:88-103

[7] Wolf M, Maurer WJ, Dogs P & Kordy H. E-Mail in der Psychotherapie – ein Nachbehandlungsmodell via Electronic Mail für die stationäre Psychotherapie. Psychotherapie, Psychosomatik, Medizinische Psychologie 2006; 56:138-146

[8] Ebert D, Tarnowski T, Dippel A, Pflicht M, Eggenwirth S, Sieland B, Berking M. W-RENA: Eine web-basierte Rehabilitationsnachsorge zur Transferförderung nach stationärer psychosomatischer Rehabilitation. In: Deutsche Rentenversicherung Bund (Hrsg.): 20. Rehabilitationswissenschaftliches Kolloquium. Berlin: DRV-Schriften; 2011 (93):38-40

[9] Lange A, van de Ven J-P, Schrieken B et al. Interapy. Treatment of posttraumatic stress through the Internet: a controlled trial. Journal of Behavior Therapy and Experimental Psychiatry 2001; 32:73 – 90

[10] Grunert SC. Ein Inventar zur Erfassung von Selbstaussagen zum Ernährungsverhalten. Diagnostica 1989; 35:167-179

[11] Frey I, Berg A, Grathwol D, Keul J. Freiburger Fragebogen zur körperlichen Aktivität. Entwicklung, Prüfung und Anwendung. Sozial- und Präventivmedizin 1999; 44:55-64

[12] Deck R, Röckelein E. Zur Erhebung soziodemographischer und sozialmedizinischer Indikatoren in den rehabilitationswissenschaftlichen Forschungsverbünden. In: Verband Deutscher Rentenversicherungsträger (Hrsg.). Förderschwerpunkt Rehabilitationswissenschaften, Empfehlungen der Arbeitsgruppen generische Methoden, Routinedaten und Reha-Ökonomie. Frankfurt: DRV Schriften; 1999 (16):84-102

[13] Theissing J, Deck R. Rehanachsorge per Internet: Akzeptanz und Kompetenzen bei Patienten mit abdomineller Adipositas in der kardiodiabetologischen Rehabilitation. In Deutsche Rentenversicherung Bund (Hrsg.). 18. Rehabilitationswissenschaftliches Kolloquium. Berlin: DRV-Schriften; 2009 (83):44-46

[14] Faller H (2010). http://www.forschung-patientenorientierung.de/files/abschlussbericht_lon_01gx0721.pdf

[15] Bauer S, Wolf M, Haug S, Kordy H (2011). The effectiveness of internet chat groups in the relapse prevention after inpatient psychotherapy. Psychotherapy Research 2011; 21:219-226

[16] EuroHealthNet (2013). http://www.irohla.eu/

[17] Faller H, Ströbl V, Landgraf U, Knisel W. Telefonische Nachsorge zur Bewegungsförderung bei Rehabilitanden mit Adipositas: Ergebnisse 12 Monate nach der Rehabilitation. In: Deutsche Rentenversicherung Bund (Hrsg.). 21. Rehabilitationswissenschaftliches Kolloquium. Berlin: DRV-Schriften; 2012 (98):44-45

Webbasierte Rehabilitations-Nachsorge: nur etwas für junge und hoch gebildete Rehabilitanden?

David Daniel Ebert, Torsten Tarnowski, Bernhard Sieland, Anna-Carlotta Zarski, Benjamin Götzky und Matthias Berking

1   Einleitung

Die Behandlung psychischer Störungen im Rahmen der stationären psychosomatischen Rehabilitation ist effektiv [1]. Hohe Rückfallraten im Anschluss an eine erfolgreiche Therapie psychischer Störungen [2-5] sind jedoch eine bedeutsame Herausforderung auch für stationäre psychosomatische Rehabilitationsmaßnahmen. Vor diesem Hintergrund erhalten ca. 70 % der stationär behandelten Rehabilitanden die Empfehlung, eine weiterführende ambulante Psychotherapie aufzunehmen [6]. Die Wartezeit auf eine ambulante Psychotherapie ist allerdings mit durchschnittlich 6 - 12 Monaten so hoch [7], dass Patienten poststationär oft nicht die benötigte Unterstützung erhalten. Auch die Verfügbarkeit ambulanter Nachsorgemaßnahmen im Rahmen von der intensivierten Reha-Nachsorge (IRENA) ist insbesondere in weniger besiedelten Gebieten oft nicht oder nicht zeitnah gewährleistet.

Internetbasierte Gesundheitsinterventionen (IGIs) könnten eine wirksame, kosteneffektive und weitreichende Maßnahme zur Implementierung von Nachsorgemaßnahmen darstellen. Solche Interventionen haben sich international in der Akut-Behandlung einer Vielzahl von Störungen als von Patienten akzeptiert und hoch wirksam erwiesen [8-14].

Richards & Richardson (2012) [12] fanden beispielsweis in einer Meta-Analyse über 19 randomisiert kontrollierte Studien zur Wirksamkeit Computer- und Internet-basierter Selbst-Hilfe Interventionen bei Depression eine mittlere standardisierte Effektstärke von d = 0.56. Interventionen mit therapeutischer Begleitung waren dabei Interventionen ohne professionelle Begleitung deutlich überlegen (d = 0.78 vs. 0.36). Auch im Bereich der Behandlung von Angststörungen gibt es inzwischen eindeutige meta-analytische Evidenz für die Wirksamkeit therapeutengestützter IGIs, mit Effektstärken in der Größe die auch im Rahmen traditioneller vor Ort Behandlung gefunden werden [8]. Für eine deutschsprachige zusammenfassende Darstellung des internationalen State of the Arts und Nutzungsmöglichkeiten in der Rehabilitation, siehe [15].

Die Nutzung von IGIs im Rahmen der poststationären Nachsorge würde mehrere Vorteile aufweisen: (1) keine Übergangszeiten zwischen der stationären Behandlung und Aufnahme der Nachsorge; (2) Zugang zum Programm 24 Stunden, 7 Tage die Woche; (3) Wegfall von Fahrtzeiten und Fahrtkosten sowohl für den Patienten als auch den Therapeuten; (4) wohnortunabhängige Verfügbarkeit des Programms; (5) Förderung des Empowerments im Transferprozess durch Betonung der aktiven Rolle des Patienten im Rahmen von Selbsthilfe-Interventionen; (6) niedrigere Kosten im Vergleich zu Face-to-Face-Interventionen.

Vor diesem Hintergrund sind in den letzten Jahren eine Reihe von Konzepten zur Nutzung von internetbasierten psychologischen Interventionen im Rahmen der Rückfallprävention/Nachsorge entwickelt worden. Verschiedene, meist nicht-randomisierte Studien der letzten Jahre zeigen erste vielversprechende Ergebnisse hinsichtlich Akzeptanz und Wirksamkeit solcher Konzepte z.b. nach der Behandlung von Essstörungen [16-17], nach stationärer Psychotherapie/psychosomatischer Rehabilitation [18]; [19-21] oder bei rezidivierender Depression mit ausgeprägter Residualsymptomatik [22]. Bauer und Kollegen evaluierten beispielsweise als eine der ersten im Feld Akzeptanz und Wirksamkeit einer inhaltsoffenen Chat-Gruppe zur Stabilisierung stationärer Psychotherapieerfolge in einer nichtrandomisierten Studie [18]. Patienten trafen sich einmal wöchentlich in einem durch einen Kliniktherapeuten moderierten Internet-Chat. Inhalte der Chat-Konversation folgten dabei keinem, durch die Forschergruppe vorgegebenen, strukturierten Konzept oder bauten auf einer spezifischen Therapierichtung auf, sondern waren den Teilnehmern und/oder dem begleitenden Therapeuten überlassen. Die Auswertung der Wirksamkeitsanalysen ergab, dass Patienten der Chat-Bedingung deutlich seltener eine weitere Krankheitsepisode im ersten Jahr nach dem stationären Aufenthalt erlitten (22 %) als Patienten einer Vergleichsbedingung (47 %), die ausschließlich an Maßnahmen der Routineversorgung teilnahmen [18]. Diese Ergebnisse deuten auf das hohe Potential internetbasierter Rückfallpräventionsinterventionen hin, können vor dem Hintergrund, dass Teilnehmer der Studie den Studienbedingungen nicht randomisiert zugewiesen wurden, allerdings nur als vorläufig betrachtet werden.

Vor diesem Hintergrund haben wir eine transdiagnostische Web-basierte Rehabilitationsnachsorge (W-RENA) entwickelt, deren Fokus darauf liegt, Patienten im Anschluss an eine stationäre psychosomatische Rehabilitationsbehandlung oder stationäre Psychotherapie bei der Aufrechterhaltung und Integration erlernter Strategien in den individuellen Alltag zu unterstützen [23]. Zu diesem Zweck identifizieren die Teilnehmer im Programm zunächst Aktivitäten/Strategien, die sie im Rahmen der Rehabilitation als hilfreich empfunden haben, um diese dann systematisch in den Alltag zu integrieren. Da W-RENA darauf abzielt, jede Strategie zu fördern, die die Patienten bisher als hilfreich empfunden haben, kann es ungeachtet der spezifischen Art der Psychopathologie des Patienten sowie der Art der Behandlung, die der Patient zuvor erhielt, zur Aufrechterhaltung von Therapieerfolgen genutzt werden. W-RENA besteht aus fünf Kernkomponenten. Die erste Komponente beinhaltet die Generierung eines persönlichen Entwicklungsplans am Ende des stationären Aufenthaltes mit (a) persönlich relevanten (Nachsorge-)Zielen, die die Teilnehmer während der Interventionsphase erreichen möchten, (b) Implementierungsintentionen bzgl. der konkreten Schritte/Aktivitäten zur Erreichung dieser Ziele, (c) Schwierigkeiten, die bei der Umsetzung wahrscheinlich auftreten können und (d) Strategien zur Bewältigung dieser Schwierigkeiten. Als zweite und zentrale Komponente von W-RENA reflektieren die Teilnehmer nach ihrer Entlassung über eine Dauer von zwölf Wochen die Realisierung ihres persönlichen Entwicklungsplans in einem wöchentlichen strukturierten Web-Tagebuch. Das Tagebuch ist dreigeteilt: Im ersten Teil berichten die Teilnehmer über emotional bedeutsame Ereignisse der letzten Woche. Im zweiten, zentralen Teil reflektieren sie die Umsetzung ihrer Ziele und planen konkrete Handlungsschritte für die nächste Woche. Im dritten Abschnitt berichten sie über Aktivitäten bezüglich der Aufnahme weiterführender Maßnahmen (ambulante Psychotherapie, IRENA, Wiedereingliederung etc.). Als dritte Komponente wird versucht, ein virtuelles soziales Netz unter Mitpatienten zu generieren (Peer-Support), die sowohl über einen ähnlichen Erfahrungshintergrund verfügen (die psychische Störung und stationäre Therapie) als auch aktuell vor ähnlichen Aufgaben stehen (der Transfer des Gelernten in den individuellen Alltag). Patienten einer Entlassungswoche bilden Subgruppen in der Größe von drei bis sechs Patienten. Diese erhalten einen eigenen Unterbereich auf der Plattform, in den nur sie und der zuständige Nachsorgetherapeut Einsicht haben. Die Teilnehmer werden aufgefordert, wechselseitig ihre Tagebücher regelmäßig zu kommentieren. Im Fokus steht hier die emotionale und motivationale Unterstützung im Hinblick auf die Aktivitätsrealisierung und den Umgang mit alltäglichen Problemen. Die vierte Komponente von W-RENA besteht aus therapeutischer Unterstützung. Die Teilnehmer erhalten wöchentlich schriftliche Rückmeldung auf ihre Web-Tagebücher durch einen festen, ihnen zugeordneten Nachsorgetherapeuten. Die Antworten erfolgen in der Regel innerhalb von 24 (max. 48) Stunden. Die Rückmeldungen verfolgen das Ziel, die Nutzung des Programms sowie die zielbezogene Verhaltensrealisation zu fördern, indem die Patienten in ihrer Selbststeuerung unterstützt werden (z.B. im Fall von Nicht-Adhärenz an persönliche Ziele erinnert oder bei Adhärenz positiv verstärkt werden). Des Weiteren steht den Teilnehmern bei Bedarf auch nach ihrer Entlassung die Sozialberatung der Klinik zur Verfügung. Diese kennt den Fall des Patienten und kann so in der Regel schnell Hilfestellung geben. Als fünfte Komponente umfasst W-RENA außerdem ein wöchentliches online-basiertes Monitoring psychopathologischer Symptome. Ergänzend wurde für potentielle Krisen eine 24-Stunden-Notrufhotline eingerichtet. Außerdem steht den Teilnehmern technischer Support via E-Mail und Telefon zur Verfügung. Der Zugang zu der Plattform erfolgt über eine individuelle Kombination aus Benutzername und Passwort und kann von den Teilnehmern 24 Stunden, 7 Tage die Woche genutzt werden. Alle transferierten Daten sind via AES-256-Verschlüsselung gesichert.

Ziel des vorliegenden Beitrages ist es Ergebnisse aus drei Studien zu Machbarkeit, Akzeptanz und Prozessqualität [24], Wirksamkeit [25] und Moderatoren [26] des Therapieerfolges von W-RENA zusammenfassend darzustellen. Dabei sollen die folgenden zentralen Fragen beantwortet werden:

- Verfügen Patienten stationärer psychosomatischer Rehabilitationsmaßnahmen über die Voraussetzungen, um an internetbasierten Gesundheitsinterventionen teilzunehmen? (Studie 1)
- Für wie viel Prozent der Patienten und für welche Patienten ist die Teilnahme an einer internet-basierten Rehabilitationsnachsorge interessant? (Studie 1)
- In welchem Ausmaß nutzen W-RENA Teilnehmer die Intervention und wie zufrieden sind sie mit der Intervention insgesamt sowie mit deren Teilelementen? (Studie 1)
- Wie hoch ist die von Patienten und Therapeuten eingeschätzte Zufriedenheit mit der therapeutischen Beziehungsqualität im Rahmen von W-RENA im Vergleich zur therapeutischen Beziehungsqualität im Rahmen der stationären Behandlung? (Studie 1)
- Kann W-RENA Patienten psychosomatischer Rehabilitationsmaßnahmen dabei unterstützen, stationäre Behandlungserfolge langfristig zu stabilisieren? (Studie 2)
- Wird die Effektivität von W-RENA moderiert durch den Ausbildungsstand durchführender Online-Coaches? (Studie 2)

- Ist die Effektivität von W-RENA abhängig von Alter, Bildungsstand, der Computererfahrung oder anderen Charakteristika der Teilnehmer? (Studie 3)
- Gibt es bestimmte Patientengruppen, die nicht von einer Teilnahme an der Intervention profitieren? (Studie 3)

Die hier dargestellten Daten sind im Rahmen verschiedener anderer Publikationen berichtet worden [24-26] Im Folgenden werden zunächst die Hintergründe, Methodik und Ergebnisse der Studien einzeln dargestellt und diese anschließend im Gesamtkontext diskutiert.

2 Zusammenfassende Darstellung bisheriger empirischer Evidenz

2.1 Studie 1: Interessiert das überhaupt Rehabilitanden? Machbarkeit, Akzeptanz und Prozessqualität internet-basierter Rehabilitationsnachsorge

2.1.1 Hintergrund

Erste vorliegende Studien zu internetbasierten Nachsorgeinterventionen nach stationärer psychosomatischer Therapie belegen, dass Patienten, die sich für eine Teilnahme an solchen Intervention interessieren, diese auch nutzen und angeben, von einer Teilnahme zu profitieren (z.B. [19-21]). Unklar ist bisher allerdings, wie groß der Anteil der Patienten jener Zielgruppe ist, die überhaupt über die notwendigen technischen Voraussetzungen und Fähigkeiten verfügen, um erfolgreich an internetbasierten Gesundheitsinterventionen teilzunehmen. Des Weiteren ist unklar, für wie viel Prozent der Zielpopulation und für Patienten mit welchen Charakteristika solche Interventionen überhaupt interessant sind. Diese offenen Fragestellungen sollte in der vorliegenden Studie beantwortet werden. Zudem wurde die patientenseitige Zufriedenheit mit W-RENA sowie deren eingeschätzte Nützlichkeit erfasst und geprüft, wie das Nutzungsverhalten ausfällt. Als bekanntermaßen wichtiger unspezifischer Wirkfaktor psychologischer Interventionen [27] sollte die Zufriedenheit mit der therapeutischen Beziehungsqualität auf Seiten der Patienten und begleitenden Online-Coaches im Rahmen der Online-Begleitung geprüft werden. Des Weiteren sollte verglichen werden, wie hoch die therapeutische Beziehungsqualität im Rahmen von W-RENA im Vergleich zur therapeutischen Beziehungsqualität im Rahmen des stationären Aufenthaltes ausfällt.

2.1.2 Methode

Zunächst wurde in einer Vorstudie ($N = 992$) geprüft, inwieweit Patienten der Zielpopulation über die technischen Voraussetzungen und Fähigkeiten verfügen, um erfolgreich an internetbasierten Interventionen teilzunehmen. Anschließend erhielt eine zufällig ausgewählte Stichprobe der Kooperationsklinik (Dr. Ebel Fachkliniken Vogelsbergklinik) von insgesamt $N = 1250$ Patienten über einen Zeitraum von 16 Monaten die Möglichkeit, an einer Studie zur Überprüfung der Akzeptanz, Prozessqualität und Wirksamkeit von W-RENA teilzunehmen. Patienten, die sich für eine Teilnahme interessierten ($N = 400$), wurden hinsichtlich soziodemographischer und klinischer Charakteristika mit Patienten, die über den Studienzeitraum in der Klinik behandelt wurden und nicht an der Studie teilnahmen (nicht eingeladen oder nicht interessiert, $N = 1789$), verglichen. Selbstauskunftsmaße wurden zu stationärer Aufnahme und Entlassung bei allen Patienten ($N = 2189$) sowie drei Monate nach Entlassung bei Patienten, die an der webbasierten Nachsorge teilnahmen ($N = 200$), erhoben. Zur Bestimmung der Qualität des therapeutischen Prozesses wurde der Helping-Alliance-Questionnaire HAQ [28] bezugnehmend auf die therapeutische Beziehungsqualität im Rahmen von W-RENA sowie des stationären Aufenthalts eingesetzt. Darüber hinaus wurde ein selbst konzipierter Fragebogen zur Erfassung der Zufriedenheit mit der Intervention eingesetzt, objektive Daten zur Programmnutzung wurden ausgewertet und Gründe für einen eventuellen Abbruch abgefragt.

2.1.3 Ergebnisse

78.79 % der Rehabilitanden ($n = 780$) gaben an, über die technischen Voraussetzungen zu verfügen, um erfolgreich an internetbasierten Interventionen teilzunehmen. 79.9 % ($n = 793$) berichteten, über die hierfür notwendigen Fähigkeiten zu verfügen. Ein Drittel der Patienten (32 %), denen die Teilnahme an der Intervention angeboten wurde, zeigte Partizipationsinteresse. Interessierte Teilnehmer unterschieden sich nur geringfügig von Nicht-Teilnehmern. Im Schnitt verfassten die Teilnehmer im Rahmen der Nachsorge 39.47 Beiträge ($SD = 30.49$; 4-199), davon im Mittel 10.24 als Web-Tagebucheinträge ($SD = 3.57$; 1-25). Die Teilnehmer erhielten durchschnittlich 9.31 Beiträge ($SD = 8.16$; 0-42) als Feedback zu ihren Web-Tagebüchern von Mitpatienten und 9.21 Beiträge ($SD = 3.01$; 1-14) von ihren betreuenden Therapeuten. Die Ergebnisse zeigen also, dass die Teilnehmer das Programm im Durchschnitt in beabsichtigter Häufigkeit (zwölf Web-Tagebücher, zwölf Feedbacks an Mitpatienten) nutzten. 15.5 % (n = 31) der Teilnehmer brachen die Intervention vorzeitig ab. Bei 21 der 31

Abbrüche lagen potenziell qualitätsrelevante Gründe vor (Mangel an Energie, $n = 3$; in Frage gestellte Nützlichkeit, $n = 2$; Entscheidung für ausschließlich Face-to-Face-Therapie, $n = 2$; unbekannte Gründe, $n = 14$). Bei zehn Fällen handelte es sich um potentiell nicht qualitätsrelevante Abbrüche (Verlust der Internetverbindung, $n = 6$; Zeitmangel, $n = 4$). Die Mehrheit der Patienten (80.6 %, $n = 322$) gab an, einen Nutzen von der Teilnahme an der Intervention gehabt zu haben. Die erreichten Erfolge im Rahmen von W-RENA sowie die therapeutische Beziehungsqualität wurden von Patienten (Erfolg: $MW = 4.47$, $SD = 0.90$, 1.5-6; Beziehungsqualität: $MW = 5.0$, $SD = 0.94$, 1-6) und Therapeuten (Erfolg: $MW = 4.88$, $SD = 0.91$, 2.43-6; Beziehungsqualität: $MW = 5.22$, $SD = 0.63$, 3.67-6) als hoch eingeschätzt. Ein Vergleich der patientenseitigen Einschätzung der therapeutischen Beziehungsqualität im Rahmen von W-RENA mit der zuvor erfassten Einschätzung der Beziehungsqualität im Rahmen des stationären Settings zeigt, dass erstere zwar signifikant geringer ausfällt, sich aber in einem ähnlich hohen Bereich bewegt (Beziehungsqualität stationär: $MW = 5.24$, $SD = 0.84$, $MW_{Dif} = 0.24$; $T = 3.01$, $df = 153$, $p = .003$).

2.1.4 Diskussion

Die Ergebnisse zeigen, dass ein Großteil der untersuchten Patienten über die notwendigen technischen Voraussetzungen und Fähigkeiten verfügte, um erfolgreich an IGIs teilzunehmen. Das Interesse bei Rehabilitanden zur Teilnahme an W-RENA kann mit 32 % der Patienten, denen die Intervention vorgestellt wurde, als groß bewertet werden. Auch wenn sich Patienten, die sich für die Teilnahme an der Intervention interessierten, hinsichtlich einzelner soziodemographischer und klinischer Charakteristika von der Klinikpopulation unterschieden, kann geschlussfolgert werden, dass die Teilnehmer-Stichprobe weitgehend repräsentativ für die in der Klinik behandelten Patienten war. Die Daten zur Programmnutzung legen nahe, dass das Angebot von den Patienten gut angenommen wurde. Die Abbruchraten sind mit 15.5 % niedrig und nicht höher als in anderen internetbasierten Nachsorgeinterventionen [29] und Abbruchraten in psychotherapeutischen Interventionen [30]. Die eingeschätzte Zufriedenheit mit dem im Rahmen der Intervention Erreichten ist hoch, ebenso wie die Einschätzung des Nutzens der Intervention. Sowohl die patientenseitig als auch therapeutenseitig eingeschätzte Zufriedenheit mit der therapeutischen Beziehungsqualität ist hoch und von vergleichbarer Ausprägung (wenn auch signifikant geringer) wie die Zufriedenheit mit der therapeutischen Beziehungsqualität im Rahmen des stationären Aufenthaltes.

Internetbasierte Nachsorgeinterventionen scheinen somit eine machbare, von Patienten akzeptierte Vorgehensweise zu sein, um die Erfolge stationärer psychosomatischer Rehabilitation langfristig zu stabilisieren.

2.2 Studie 2: Wirksamkeit transdiagnostischer webbasierter Rehabilitationsnachsorge.

2.2.1 Hintergrund

Erste nicht randomisierte Studien weisen auf das Potential internetbasierter Rückfallpräventionsinterventionen nach stationärer psychosomatischer Therapie hin [18], [20-21]. Ziel der vorliegenden Studie war es, die Wirksamkeit von W-RENA nach stationärer psychosomatischer Therapie im Vergleich zur ausschließlichen Inanspruchnahme poststationärer Routineversorgung (TAU) in einem pragmatisch randomisiert-kontrollierten Design zu untersuchen.

2.2.2 Methode

Patienten wurden in die Studie aufgenommen, wenn sie (a) mind. 18 Jahre alt waren, (b) die Kriterien für eine psychische Störung nach ICD-10 erfüllten, (c) deutsch sprachen, (d) lesen und schreiben konnten und (e) Zugang zu einem Computer mit Internetverbindung besaßen. Computerkompetenz war keine spezifische Voraussetzung für eine Teilnahme, da Patienten mit begrenzter Computer- oder Interneterfahrung in die Nutzung der Programmplattform systematisch eingeführt wurden. Patienten, die sich für eine Teilnahme interessierten, wurden durch unabhängige Mitarbeiter der Kooperationsklinik via Zufallsziehung aus gemischten Einverständniserklärungen einer der beiden Behandlungsbedingungen (W-RENA + TAU oder TAU) zugewiesen. Teilnehmer der Interventionsgruppe (W-RENA + TAU) nahmen zusätzlich zur poststationären Routineversorgung an einer 12-wöchigen webbasierten Nachsorgeintervention teil. Für beide Studienbedingungen gab es keine Restriktionen hinsichtlich der Inanspruchnahme poststationärer Angebote der Routineversorgung (ambulante Psychotherapie, Medikation etc.). Selbstauskunftsmaße wurden bei stationärer Aufnahme (t1), am Ende der stationären Behandlung/Beginn von W-RENA (t2), drei Monate nach der Entlassung/Ende von W-RENA (t3) und 12 Monate nach Ende der stationären Behandlung (t4) erhoben. Primäres Zielkriterium war die psychopathologische Gesamtbelastung drei und 12 Monate nach stationärer Entlassung, operationalisiert an dem Gesamtwert „Psychische und Somatoforme Beschwerden" (PSB) des HEALTH-49 [31]. Sekundäre Zielkriterien umfassten unter anderem positiven und negativen Affekt (PANAS,[32]), depressive Symptome, phobische Ängste, somatoforme Beschwerden, psychisches Wohlbefinden, interaktionale Schwierigkeiten, gesundheitsbezogene Selbstwirksamkeit (alle HEALTH-49, [31]) und Emotionsregulationskompetenzen (SEK-27 [33]). Die angenommene Überlegenheit von W-RENA + TAU im Vergleich zu TAU hinsichtlich der Aufrechterhaltung der stationären Therapieerfolge wurde anhand von Mehrebenenanalysen der Veränderungsmessung geprüft. Des Weiteren wurden die Gruppen hinsichtlich der Wahrscheinlichkeit einer klinisch reliablen Verschlechterung von stationärer Entlassung zum Follow-Up (Reliable Change Index nach Jacobsen [34]), der Anzahl der Teilnehmer in Remission (unterhalb eines 95 %-Konfidenzintervalls eines Rohwertes von .69 in PSB) sowie der Anzahl von Teilnehmern, die eine erzielte Remission bis zum 12-Monats-Follow-Up aufrechterhalten konnten, anhand von Chi-Quadrat-Tests verglichen. Im Sinne des Intention-to-treat-Prinzips (ITT) wurden alle randomisierten Teilnehmer in die Analysen eingeschlossen und fehlende Werte anhand des Full-Information-Maximum-Likelihood-Verfahrens geschätzt. Ergänzend wurden Completer-Analysen durchgeführt. Um einen möglichen systematischen Effekt fehlender Werte auszuschließen, wurden zunächst Pattern-Mixture Modelle für längsschnittliche Mehr-Ebenen-Analysen durchgeführt [35], die keine signifikanten Interaktionen zwischen dem Missing-Muster und der Behandlungseffektivität ergaben ($.18 \leq p \leq .91$). Daher kann geschlussfolgert werden, dass fehlende Werte keinen Einfluss auf die Ergebnisse hatten. Zur Bestimmung, ob die professionelle Erfahrung des begleitenden Online-Coaches einen Einfluss auf die Effektivität der Intervention hatte, wurde anschließend die Erfahrung des Online-Coaches als 3-fach-Interaktion in die Haupt-Ergebnis-Analyse eingefügt (Erfahrung der Online-Coaches x Bedingung x Veränderung in PSB; Coach-Erfahrung: Psychologie-Studenten $n = 1$, Psychotherapeuten in Ausbildung $n = 1$; Psychologische Psychotherapeuten > 10 Jahre Berufserfahrung, $n = 3$).

2.2.3 Ergebnisse

Teilnehmer der Interventionsgruppe (W-RENA + TAU) konnten signifikant besser ihre stationären Therapieerfolge stabilisieren als Teilnehmer der Kontrollgruppe (TAU) (t2-t3: $B = -0.24$, $SE\ B = .05$; $KI = -0.35\ -\ -0.14$, $d = 0.38$; t2-t4: $B = -0.36$, $SE\ B = .07$; $KI = -0.50\ -\ -0.22$, $d = 0.55$). Drei und 12 Monate nach Entlassung hatten W-RENA Teilnehmer zudem eine 71 % bzw. 61 % geringere Wahrscheinlichkeit für eine klinisch bedeutsame Verschlechterung (t3: 5.2 % vs. 18.24 , $\chi^2 = 14.14$, $p < .001$, relatives Risiko = .29; t4: 11.45 % vs. 29.45 , $\chi^2 = 13.52$, $p < .001$, relatives Risiko

= .39) und waren häufiger in Remission (t3: 55.23 % vs. 42.35 %, χ^2 = 5.68, p = .02, Odds Ratio = 1.68; t4: 56.48 % vs. 42.35 %, χ^2 = 5.68, p = .004, Odds Ratio = 2.21). Außerdem konnten Teilnehmer der Interventionsgruppe eine einmal erzielte Remission (erfasst am Ende des stationären Aufenthaltes oder zum 3-Monats-Follow-Up) deutlich häufiger bis ein Jahr nach der Behandlung stabilisieren (46.56 % vs. 33.56 %, χ^2 = 9.09, p = .003, Odds Ratio = 1.73). Auch hinsichtlich fast aller sekundären Zielkriterien fand sich eine signifikante Überlegenheit von W-RENA + TAU gegenüber TAU in der Höhe kleiner-mittlerer bis mittlerer Effektstärken (t3: d = 0.25-0.49; d_{mean} = 0.35; t4: d = 0.33-0.56; d_{mean} = 0.48). Nur hinsichtlich positiven Affekts zu t3 fanden sich keine signifikanten Unterschiede (allerdings zu t4: d = 0.38). Alle signifikanten Ergebnisse der ITT-Analysen fanden sich ebenso in multivariaten und anschließenden univariaten Completer-Analysen. Ergebnisse der Interaktionsanalysen zeigten keine signifikanten Zusammenhänge zwischen der Berufserfahrung begleitender Online-Coaches und der Effektivität der Intervention (t3: p = .70; t4: p = .98).

2.2.4 Diskussion

Die Auswertungen der Effektivitätsanalysen belegen die hohe Wirksamkeit des Programms. Patienten der Interventionsgruppe konnten bis drei und 12 Monate nach Entlassung deutlich besser ihre stationären Therapieerfolge stabilisieren, zeigten weniger häufig eine klinisch bedeutsame Verschlechterung, waren häufiger in Remission und konnten häufiger eine einmal erzielte Remission langfristig aufrechterhalten. Die Effektivität der Intervention erwies sich zudem als unabhängig von der professionellen Erfahrung begleitender Online-Coaches.

Webbasierte Nachsorgeinterventionen erweisen sich somit nicht nur als eine machbare und von Patienten akzeptierte, sondern auch als hoch wirksame Vorgehensweise, um die Erfolge stationärer psychosomatischer Rehabilitation zu stabilisieren und so die Ergebnisqualität von der Rehabilitationsmaßnahme zu verbessern (Abbildung 1).

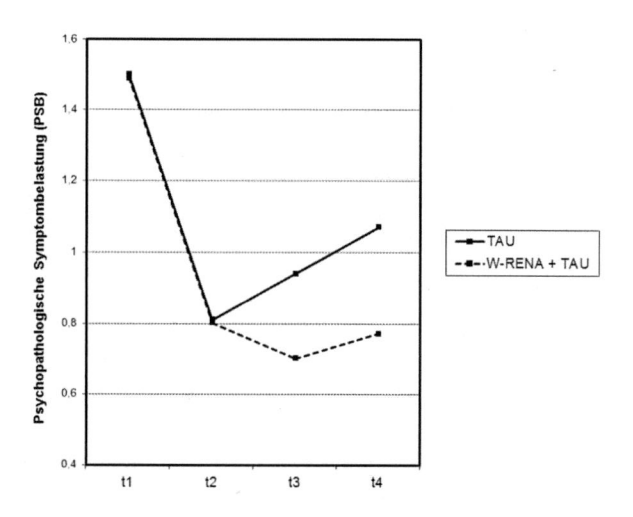

Abbildung 1 : Verlauf psychopathologischer Gesamtbelastung (PSB) über die Zeit. N = 400; T1: Stationäre Aufnahme; T2: Entlassung/Beginn W-RENA; T3: 3-Monats Follow-up/Ende W-RENA; T4: 12-Monats Follow-Up.

2.3 Studie 3: Ist das nicht nur etwas für junge, hoch gebildete Rehabilitanden? Moderatoren des Therapieerfolges

2.3.1 Hintergrund

Studie 1 und 2 belegen die generelle Machbarkeit, Akzeptanz und Wirksamkeit einer internetbasierten Rückfallpräventionsintervention nach stationärer Psychotherapie. Es kann allerdings angenommen werden, dass nicht alle Patienten im gleichen Maße von einer solchen Intervention profitieren. Zum Beispiel ist es denkbar, dass Teilnehmer mit nur geringen Computerkompetenzen oder ältere Teilnehmer sowie Teilnehmer mit geringem Bildungsniveau nur in geringerem Ausmaß oder überhaupt nicht von webbasierten Maßnahmen profitieren. Solche Annahmen werden gestützt von einzelnen Befunden, die darauf hindeuten, dass Teilnehmer mit geringerem Bildungsniveau weniger von internetbasierten psychologischen Interventionen profitieren könnten als Teilnehmer mit höherem Bildungsniveau [36-37].

Die Identifikation von Patientencharakteristika, die die Effekte von internetbasierten Rückfallpräventionsmaßnahmen moderieren, ist aus mindestens drei Gründen hoch relevant: 1) Zu wissen welche Patientengruppen höchstwahrscheinlich von einer Teilnahme profitieren und welche nicht, hilft, diejenigen Gruppen zu identifizieren, denen eine solche Intervention angeboten werden sollte; 2) Informationen darüber zu erhalten, wer wahrscheinlich nicht von einer solchen Intervention profitiert, hilft einerseits, wertvolle Ressourcen einzusparen und gibt andererseits Hinweise darauf, wo solche Interventionen auf die besonderen Bedürfnisse bestimmter Patientengruppen angepasst werden müssen; 3) Ein besseres Wissen darüber, wer wahrscheinlich (nicht) von einer Teilnahme profitiert, hilft darüber hinaus, relevante Wirkfaktoren zu identifizieren, auf deren Basis internetbasierte Interventionen weiter verbessert werden können [38].

Ziel der vorliegenden Studie war es daher, zu prüfen, ob die Effektivität von W-RENA im Vergleich zur poststationären Routineversorgung durch spezifische Patientencharakteristika moderiert wird. Sollten signifikante Interaktionen gefunden werden, galt es zu klären, ob Patientengruppen, die unvorteilhafte Werte auf identifizierten Moderatoren besitzen, immer noch von einer Teilnahme an W-RENA profitieren.

2.3.2 Methoden

Auf Basis von Daten einer randomisiert-kontrollierten Studie zur Überprüfung der Effektivität von W-RENA nach stationärer Psychotherapie (Studie 2) wurden Sekundäranalysen zur Identifikation von Faktoren durchgeführt, die die Effekte der Intervention im Vergleich zu Maßnahmen der poststationären Routineversorgung (TAU) moderieren. Psychopathologische Symptom-Belastung (PSB) und potentielle Moderatoren wurden bei N = 400 Patienten zu stationärer Aufnahme (t1), Entlassung/Beginn W-RENA (t2) sowie drei und 12 Monate nach Entlassung (t3, t4) erhoben. Zur Identifikation signifikanter Interaktionen zwischen Baseline-Variablen, Behandlungsbedingung und Therapieerfolg wurden Analysen von Mehrebenen-Modellen der Veränderungsmessung durchgeführt. Potentielle Moderatoren waren Alter, Geschlecht, Bildungsstand, Computerkompetenzen, Diagnose, komorbide Persönlichkeitsstörung, Krankheitsdauer, Residual-Symptome am Ende des stationären Aufenthaltes, stationärer Therapieerfolg, Selbstwirksamkeit sowie Hoffnung auf Besserung.

2.3.3 Ergebnisse

Insgesamt konnten drei Moderatoren identifiziert werden. Bildungsniveau (B = -0.32, SE B = .16, p = .049), Diagnose (B = -0.43; SE B= .21; p = .04) und Hoffnung auf Veränderung (B = -.12; SE B = .05; p = .024) moderierten Unterschiede in Veränderungen von PSB von t2 zu t3. Zusätzlich moderierte das Bildungsniveau den Unterschied in Veränderungen von PSB von t2 zu t4 ($B = -0.42$; $SE\ B = .21$; $p = .049$). Keine der anderen Variablen erklärte Unterschiede in Veränderungen in PSB von t2 zu t3 bzw. von t2 zu t4. Simple Slope Analysen zeigen, dass Teilnehmer mit einem niedrigen Bildungsstand (t2-t3: $B = -.49$; $SE\ B = .14$; $p < .001$; t2-t4: $B = -.66$; $SE\ B = .18$; $p < .001$; $d = .57$) in einem weitaus größerem Maße von W-RENA profitierten, als Teilnehmer mit einem hohen Bildungsstand (t2-t3: $B = -.17$; $SE\ B = .08$; $p = .041$; t2-t4: $B = -.25$; $SE\ B = 11$; $p = .026$; $d = .30$). Darüber hinaus wiesen Patienten mit einer Angststörung eine größere Wahrscheinlichkeit auf, von W-RENA zu profitieren (t2-t3: $B = -.64$; $SE\ B = .20$; $p < .001$; t2-t4: $B = -.61$; $SE\ B = .05$; $p < .001$; $d = .98$), als Patienten mit Depression (t2-t3: $B = -.21$; $SE\ B = 07$; p $= .004$; $d = .33$; t2-t4: $B = -.28$; $SE\ B = .05$; $p < .001$; $d = .60$), ebenso wie Teilnehmer mit einer großen Hoffnung auf Besserung (t2-t3: $B = -.36$; $p <.001$; $d = .58$; t2-t4: $B = -.32$; p $= <.001$; $d = .51$) im Vergleich zu Teilnehmern mit geringer Hoffnung auf Besserung (t2-t4: $B = -.38$; $p <.001$; $d = .61$). Es konnten keine Gruppen identifiziert werden, die nicht von einer Teilnahme an W-RENA profitierten.

2.3.4 Diskussion

Die Ergebnisse zeigen, dass die Effektivität von W-RENA unabhängig war von Alter, Geschlecht, dem Vorliegen einer komorbiden Persönlichkeitsstörung, der Krankheitsdauer, vorhandenen Residual-Symptomen, dem stationären Therapieerfolg, Selbstwirksamkeit oder Computerkompetenzen der Teilnehmer. Damit zeigt sich, dass auch Teilnehmer mit geringen/keinen Computerkenntnissen bei geringer Schulung erfolgreich an IGIs teilnehmen können. Patienten mit geringem Bildungsstand profitierten deutlich mehr als Patienten mit höherem Bildungsstand, Patienten mit Angststörung (kurzfristig) mehr als Patienten mit Depression, Patienten mit großer Hoffnung auf Besserung (kurzfristig) mehr als Patienten mit geringer Hoffnung auf Besserung. Auch wenn bestimmte Patienten-Gruppen weniger Nutzen als Andere aus der Intervention zogen, profitierten alle Gruppen signifikant von einer Teilnahme an W-RENA.

3 Zusammenfassende Diskussion

Ziel der vorliegenden Arbeit war es, die empirischen Ergebnisse zu Machbarkeit, Akzeptanz, Prozessqualität, Wirksamkeit und Moderatoren des Therapieerfolges einer Web-basierten Rehabilitationsnachsorge (W-RENA) nach stationärer psychosomatischer Rehabilitation zusammenfassend darzustellen.

Die Ergebnisse der Studie 1 zeigen, dass in einer für die Kooperationsklinik repräsentativen Patientenstichprobe ein Großteil der Patienten über die technischen Voraussetzungen (78.79 %) und Fähigkeiten (79.9 %) verfügte, um an internetbasierten Gesundheitsinterventionen teilzunehmen. Ein Drittel der Patienten (32 %), denen die Intervention vorgestellt wurde, zeigte Interesse an einer Teilnahme. Die eingeschätzte Zufriedenheit mit dem im Rahmen der Intervention Erreichten ist hoch, ebenso wie die Einschätzung des Nutzens der Intervention. Die therapeutische Beziehungsqualität im Rahmen der Intervention wurde von Patienten und Therapeuten ebenfalls als hoch bewertet. Die Daten zur Programmnutzung legen nahe, dass das Angebot von den Patienten gut angenommen wurde. Allerdings ist eine breite Streuung der Programmnutzung festzustellen. Unerwarteterweise wurde eine bereitgestellte 24-Stunden Hotline für eventuelle Krisen nie in Anspruch genommen, die damit verbundene erforderliche Ressourcenbereitstellung ist also gering. Die Abbruchraten sind mit 15.5 % niedrig.

Interventionsteilnehmer konnten ihre stationären Therapieerfolge weitaus besser bis zur 3- und 12-Monats-Katamnese stabilisieren als Teilnehmer der Kontrollgruppe, die ausschließlich an poststationären Routinemaßnahmen teilnahmen. Die Anzahl von Patienten, die innerhalb von einem Jahr nach der Behandlung einen Rückfall, im Sinne einer klinisch bedeutsamen Verschlechterung, erlitten, konnte um ca. 2/3 reduziert werden. Es konnten keine Patientengruppen identifiziert werden, bei denen eine Teilnahme nicht die Ergebnisqualität der initialen Psychotherapie langfristig erhöhte. Patienten mit geringem Bildungsniveau profitierten in besonders hohem Maße.

Die vorliegenden Ergebnisse ergänzen bisherige Befunde, die nahelegen, dass internetbasierte Angebote im Anschluss an eine stationäre Psychotherapie/medizinisch-psychosomatische Rehabilitation eine machbare und von Patienten akzeptierte Vorgehensweise sind, um stationäre Therapieerfolge aufrechtzuerhalten (z.B. [19],[29]). Randomisiert-kontrollierte Studien in anderen Settings und bei anderen Zielgruppen kommen zu ähnlichen Ergebnissen. Beispielsweise fanden Holländare und Kollegen [22] in einer Studie zur Überprüfung einer internetbasierten Rückfallprävention bei Patienten mit rezidivierender Depression und ausgeprägter Residualsymptomatik, dass sich Rückfälle in eine erneute Episode innerhalb von sechs Monaten von 37.8 % auf 10.5 % verringern ließen. Die Größe der Effekte deckt sich mit unseren Befunden, dass sich klinisch reliable Verschlechterungen im ersten Jahr nach der Behandlung um ca. 2/3 reduzieren ließen. Diese Ergebnisse stimmen zudem auch mit bisher vorliegenden Befunden zur Wirksamkeit von störungsübergreifenden internetbasierten Nachsorgeinterventionen nach stationärer psychosomatischer Rehabilitation im Rahmen von nicht-randomisierten Studien überein [17, 18, 20, 21]. Unsere Ergebnisse bestätigen damit, dass die Erfolge stationärer psychosomatischer Rehabilitation durch internetbasierte Interventionen auf Basis von Elementen der Zielsetzung, Handlungsplanung, Peer-Support, Online-Coaching und einer regelmäßigen Symptomerfassung langfristig aufrechterhalten werden können.

In der ersten der vorliegenden Studien wurden hohe Zufriedenheitswerte bezüglich der therapeutischen Beziehungsqualität gefunden. Diese Ergebnisse stimmen mit bisherigen Befunden dahingehend überein, dass im Rahmen von internetbasierten psychologischen Interventionen nicht nur eine tragfähige therapeutische Arbeitsbeziehung aufgebaut werden [39-41], sondern diese auch im direkten Vergleich mit einer Face-to-Face-Psychotherapie qualitativ ähnlich hoch ausgeprägt sein kann [42]. Zum jetzigen Zeitpunkt ist allerdings unklar, welche Rolle die therapeutische Beziehung für die Ergebnisqualität im Rahmen von W-RENA hat. Während die Qualität der therapeutischen Beziehung als eine der relevantesten unspezifischen Wirkkomponenten von psychotherapeutischen Interventionen im Allgemeinen gilt [27], fanden verschiedene Studien einen nur geringen oder gar keinen Zusammenhang mit der Ergebnisqualität in IGIs für soziale Phobie, Depression, generalisierte Angststörung [39] oder posttraumatische Belastungsstörungen [40]. Eine mögliche Erklärung für diesen zunächst ungewöhnlich erscheinenden Befund mag darin liegen, dass IGIs in der Regel darauf fokussieren, den Patienten im Sinne von Empowerment zu einer selbstgesteuerten Bewältigung seiner Probleme zu befähigen, während die einhergehende therapeutische Begleitung in der Regel dazu dient, Adhärenz zum Programm und den darin aufbereiteten Methoden zu fördern [43] . Folglich erweisen sich auch Interventionen als wirksam, die nicht durch einen ausgebildeten Psychotherapeuten, sondern beispielsweise durch geschultes Verwaltungspersonal oder Techniker begleitet werden [12]. Auch im Rahmen von W-RENA zielt die therapeutische Begleitung im Wesentlichen darauf ab, die Nutzung des Programms sowie die zielbezogene Verhaltensrealisation zu fördern. Dies mag auch ein Grund dafür sein, warum die Effektivität von W-RENA unabhängig von der therapeutischen Vorerfahrung des begleitenden Nachsorgetherapeuten war. Zukünftige Studien sollten daher klären, welche Rolle die Therapiebeziehung für die Ergebnisqualität von W-RENA hat, anhand welcher Mechanismen sich die therapeutische Begleitung eventuell positiv auf das Behandlungsergebnis auswirkt und welche therapeutische Ausbildung tatsächlich notwendig ist, um Patienten erfolgreich im Rahmen internetbasierter Nachsorgeprogramme zu begleiten.

Das Ergebnis, dass Patienten mit geringem Bildungsstatus von der Maßnahme besonders profitierten (Studie 3), ist auf den ersten Blick überraschend und hoch relevant. Die Ergebnisse kontrastieren mit bisher vorliegenden Befunden, in denen Patienten mit einem geringeren Bildungsniveau in geringerem Ausmaß von internetbasierten Interventionen profitierten als Patienten mit hohem Bildungslevel (z.B. [36-37]). Weiterführende Analysen zeigten, dass Patienten der Kontrollgruppe mit einem geringen Bildungsniveau im Anschluss an die stationäre Behandlung ein sehr viel höheres Rückfallrisiko aufwiesen als Patienten mit hohem Bildungsniveau. Ein solcher Zusammenhang fand sich nicht in der Interventionsgruppe, was nahelegt, dass das mit diesem Risikofaktor verbundene Rückfallrisiko durch die Teilnahme an der Maßnahme effektiv reduziert werden konnte. Dieser Befund entspricht einem Verständnis von Rückfallpräventionsmaßnahmen als Risiko-Reduktions-Interventionen, mithilfe derer die negativen Auswirkungen von nicht (innerhalb psychotherapeutischer Interventionen) veränderbaren Risikofaktoren (genetische Vulnerabilität, Entwicklungsdefizite etc.) trotzdem reduziert werden können (z.B. [44]).

Auf Basis der Ergebnisse wird insgesamt geschlussfolgert, dass internetbasierte Nachsorgeinterventionen nicht nur eine von Patienten akzeptierte, sondern auch hoch wirksame Vorgehensweise sind, um die Erfolge stationärer psychosomatischer Rehabilitation langfristig zu stabilisieren und so die Ergebnisqualität der initialen Behandlung zu verbessern. Internetbasierte Nachsorgemaßnahmen können daher eine sinnvolle Ergänzung zur poststationären Routineversorgung darstellen. Auf Basis der vorliegenden Ergebnisse, dass Patienten mit geringem Bildungsniveau ein besonders hohes Risiko für einen Rückfall aufwiesen und dieses Risiko durch die Teilnahme an der Intervention erheblich verringert wurde, sollte eine dementsprechende Maßnahme insbesondere Patienten mit geringem Bildungsniveau angeboten werden.

Abschließend lassen sich aus den Ergebnissen der dargelegten Studien wichtige Ansatzpunkte für die zukünftige Forschung ableiten. Zunächst erscheint es von Bedeutung, Optimierungsmöglichkeiten der zugrundeliegenden internetbasierten Rückfallpräventionsintervention zu prüfen. Die hier evaluierte und dargestellte Programmversion konzentriert sich beispielsweise nur darauf, Patienten dabei zu unterstützen, Strategien anzuwenden, die bereits in der stationären Therapie erlernt wurden, ohne neue Fähigkeiten oder Techniken zu vermitteln. Es ist jedoch denkbar, dass Patienten auch von zusätzlichen sequentiellen psychologischen Interventionen [45] profitieren würden (wie bspw. der Vermittlung von Problemlösekompetenzen etc.); Vor dem Hintergrund der hohen Prävalenz depressiver Störungen [46], der hohen damit verbundenen Krankheitslast [47] sowie der erheblichen Rückfallgefahr [2] und der Tatsache, dass im Rahmen einer transdiagnostischen Intervention eventuelle störungsspezifische Charakteristika vernachlässigt werden, wäre es relevant, eine auf diese spezifische Zielgruppe abgestimmte Intervention zu entwickeln und zu evaluieren. Dies erfolgt aktuell in einer groß angelegten Multicenter-Studie - einer vom Bundesministerium für Bildung und Forschung geförderten Nachfolgestudie von W-RENA in insgesamt neun bundesweiten Kliniken (Leitung Dr. David Daniel Ebert, Prof. Dr. Berking, Prof. Dr. Martin Hautzinger).

Danksagung

Wir bedanken uns bei den Dr. Ebel Fachkliniken – Vogelsbergklinik für die großzügige Förderung dieser Studie.

Literatur

[1] Steffanowski A, Löschmann C, Schmidt J et al. (2007). Metaanalyse der Effekte stationärer psychosomatischer Rehabilitation. Mesta-Studie. Bern: Huber.

[2] Vittengl, J. R., Clark, L. A., Dunn, T. W., & Jarrett, R. B. (2007). Reducing relapse and recurrence in unipolar depression: A comparative meta-analysis of cognitive-behavioral therapy's effects. Journal of Consulting and Clinical Psychology, 75, 475-488.

[3] Durham RC, Chambers JA, Power KG et al. (2005). Long-term outcome of cognitive behaviour therapy clinical trials in central Scotland. Health Technol Assess; 42:1-174.

[4] Halmi KA, Agras WS, Mitchell J et al. (2002) Relapse predictors of patients with bulimia nervosa who achieved abstinence through cognitive behavioral therapy. Arch Gen Psychiatry; 59:1105-9.

[5] Olmsted MP, Kaplan AS, Rockert W. (2005). Defining remission and relapse in bulimia nervosa. Int J Eat Disord; 38:1-6.

[6] Harfst T, Koch U, Schulz H. (2002). Nachsorgeempfehlungen in der psychosomatischen Rehabilitation: Empirische Analysen auf der Basis des einheitlichen Entlassungsberichts der Rentenversicherungsträger. Rehabilitation; 41: 407-414.

[7] Schulz H, Barghaan D, Harfst T et al. (2008). Psychotherapeutische Versorgung in Deutschland: Gesundheitsberichtserstattung des Bundes. Heft 41. Berlin: Robert-Koch-Institut.

[8] Andrews, G., Cuijpers, P., Craske, M. G., McEvoy, P., & Titov, N. (2010). Computer therapy for the anxiety and depressive disorders is effective, acceptable and practical health care: A meta-analysis. Plos Clinical Trials, 5, e13196.

[9] Barak, A., Hen, L., Boniel-Nissim, M., & Shapira, N. (2008). A comprehensive review and a meta-analysis of the effectiveness of internet-based psychotherapeutic interventions. Journal of Technology in Human Services, 26, 109–160.

[10] Beintner, I., Jacobi, C., & Taylor, C. B. (2012). Effects of an internet-based prevention programme for eating disorders in the USA and Germany: A meta-analytic review. European Eating Disorders Review, 20, 1–8.

[11] Cheng, S. K., & Dizon, J. (2012). Computerised cognitive behavioural therapy for insomnia. A systematic review and meta-analysis. Psychotherapy and Psychosomatics, 81, 206-216.

[12] Richards D, Richardson T. (2012). Computer-based psychological treatments for depression: a systematic review and meta-analysis. Clin Psychol Rev; 32: 329–42.

[13] Riper, H., Spek, V., Boon, B., Conijn, B., Kramer, J., Martin-Abello, K., & Smit, F. (2011). Effectiveness of E-self-help interventions for curbing adult problem drinking: a meta-analysis. Journal of medical Internet research, 13(2), e42. doi:10.2196/jmir.1691.

[14] Ebert, D. D., & Erbe, D. (2012). Internet-basierte psychologische Interventionen. In M. Berking & W. Rief (Eds.), Klinische Psychologie und Psychotherapie für Bachelor (Vol. 5024, pp. 131–140). Berlin, Heidelberg: Springer Berlin Heidelberg. doi:10.1007/978-3-642-25523-6.

[15] Lin, J., Ebert, D. D., Lehr, D., Berking, M., & Baumeister, H. (2013). [Internet based cognitive behavioral interventions: state of the art and implementation possibilities in rehabilitation]. Die Rehabilitation, 52(3), 155–63. doi:10.1055/s-0033-1343491.

[16] Fichter, M. M., Quadflieg, N., Nisslmüller, K., Lindner, S., Osen, B., Huber, T., & Wünsch-Leiteritz, W. (2012). Does internet-based prevention reduce the risk of relapse for anorexia nervosa? Behaviour research and therapy, 50(3), 180–90.

[17] Gulec, H., Moessner, M., Mezei A., Kohls, E., Tury F., & Bauer, S. (2011). Internet-based maintenance treatment for patients with eating disorders. Professional Psychology: Research and Practice, 42, 479-486.

[18] Bauer, S., Wolf, M., Haug, S., & Kordy, H. (2011). The effectiveness of internet chat groups in relapse prevention after inpatient psychotherapy. Psychotherapy research: journal of the Society for Psychotherapy Research, 21, 219–26.

[19] Bischoff, C., Schmädeke, S., Dreher, C., Adam, M., Bencetic, D., & Limbacher, K. (2010). Akzeptanz von elektronischem Coaching in der psychosomatischen Rehabilitation. Verhaltenstherapie und Verhaltensmedizin, 31, 274-287.

[20] Golkaramnay, V., Bauer, S., Haug, S., Wolf, M., & Kordy, H. (2007). The exploration of the effectiveness of group therapy through an Internet chat as aftercare: A controlled naturalistic study. Psychotherapy and psychosomatics, 76, 219–25.

[21] Wolf, M., Maurer, W. J., Dogs, P., & Kordy, H. (2006). E-Mail in der Psychotherapie – ein Nachbehandlungsmodell via Electronic Mail für die stationäre Psychotherapie [E-mail in psychotherapy - an aftercare-model via electronic mail for inpatient psychotherapy]. Psychotherapie, Psychosomatik, Medizinische Psychologie, 56, 138-146.

[22] Holländare, F., Johnsson, S., Randestad, M., Tillfors, M., Carlbring, P., Andersson, G., & Engström, I. (2011). Randomized trial of Internet-based relapse prevention for partially remitted depression. Acta psychiatrica Scandinavica, 124, 285-294.

[23] Ebert D, Tarnowski T, Berking M et al. (2008). Vernetzung von Psychotherapie und Alltag – Ein web-basiertes Nachsorgekonzept zur Stabilisierung von stationären Therapieerfolgen. In Bauer S, Kordy

H, Hrsg. E-Mental Health. Neue Medien in der psychosozialen Versorgung. Heidelberg: Springer: 251-265.

[24] Ebert, D.D., Hannig, H., Tarnowski, T., Sieland, B., Götzky, B. & Berking, M. (2013). Webbasierte Rehabilitationsnachnachsorge nach stationärer psychosomatischer Rehabilitation. [Web-based Rehab aftercare following inpatient psychosomatic rehabilitation]. Rehabilitation 2013; 52(03): 164-172.

[25] Ebert D, Tarnowski T, Sieland B et al. (2013). A transdiagnostic internet-based maintenance-treatment enhances the stability of outcome after inpatient cognitive behavioral therapy: a randomized controlled trial. Manuscript accepted for publication in Psychotherapy and Psychosomatics.

[26] Ebert, D. D., Gollwitzer, M., Riper, H., Cuijpers, P., Baumeister, H., & Berking, M. (2013). For whom does it work? Moderators of outcome on the effect of a transdiagnostic internet-based maintenance treatment after inpatient psychotherapy: randomized controlled trial. Journal of medical Internet research, 15(10), e191. doi:10.2196/jmir.2511.

[27] Martin DJ, Garske JP, Davis MK. (2000). Relation of the therapeutic alliance with outcome and other variables: a meta-analytic review. J Consult Clin Psych; 68: 438–450.

[28] Bassler, M., Potratz, B., & Krauthauser, H. (1995). Der „Helping Alliance Questionnaire" (HAQ) von Luborsky. Psychotherapeut, 40, 23-32.

[29] Kordy, H., Golkaramnay, V., Wolf, M., Haug, S., & Bauer, S. (2006). Internetchatgruppen in Psychotherapie und Psychosomatik: Akzeptanz und Wirksamkeit einer Internet-Brücke zwischen Fachklinik und Alltag. Psychotherapeut, 51, 144-153.

[30] Wierzbicki, M., & Pekarik, G. (1993). A meta-analysis of psychotherapy dropout. Professional psychology: Research and practice, 24, 90-195.

[31] Rabung, S., Harfst, T., Kawski, S., Koch, U., Wittchen, H.-U., & Schulz, H. (2009). Psychometrische Überprüfung einer verkürzten Version der „Hamburger Module zur Erfassung allgemeiner Aspekte psychosozialer Gesundheit für die therapeutische Praxis" (HEALTH-49). Zeitschrift für Psychosomatische Medizin und Psychotherapie, 55, 162-179.

[32] Krohne, H. W., Egloff, B., Kohlmann, C., & Tausch, A. (1996). Untersuchungen mit einer deutschen Version der " Positive and Negative Affect Schedule " (PANAS) [Analyses with a German version of the "Positive and Negative Affect Schedule"]. Diagnostica, 42, 139-156.

[33] Berking, M., & Znoj, H. (2008). Entwicklung und Validierung eines Fragebogens zur standardisierten Selbsteinschätzung emotionaler Kompetenzen (SEK-27) [Development and validation of the Emotion-Regulation Skills Questionnaire (ERSQ-27)]. Zeitschrift für Psychiatrie Psychologie und Psychotherapie, 56, 141–153.

[34] Jacobson, N. S., & Truax, P. (1991). Clinical significance: a statistical approach to defining meaningful change in psychotherapy research. Journal of consulting and clinical psychology, 59(1), 12–9.

[35] Hedeker, D., & Gibbons, R. D. (1997). Application of random-effects pattern-mixture models for missing data in longitudinal studies. Psychological Methods, 2, 64–78.

[36] Riper, H., Kramer, J., Keuken, M., Smit, F., Schippers, G., & Cuijpers, P. (2008). Predicting successful treatment outcome of web-based self-help for problem drinkers: secondary analysis from a randomized controlled trial. Journal of medical Internet research, 10(4), e46. doi:10.2196/jmir.1102

[37] Warmerdam, E. H. (2010). Online treatment of adults with depression: Clinical effects, economic evaluation, working mechanisms and predictors (Chapter 6). http://dare.ubvu.vu.nl//handle/1871/16313.Archived at: http://www.webcitation.org/67VTDho6i.

[38] Kraemer, H. C., Wilson, G. T., Fairburn, C. G., & Agras, W. S. (2002). Mediators and moderators of treatment effects in randomized clinical trials. Archives of General Psychiatry, 59, 877–883.

[39] Andersson G, Paxling B, Wiwe M et al. (2012). Therapeutic alliance in guided internet-delivered cognitive behavioral treatment of depression, generalized anxiety disorder and social anxiety disorder. Behav Res Ther; 50: 544-550.

[40] Knaevelsrud C, Maercker A. (2006). Does the quality of the working alliance predict treatment outcome in online psychotherapy for traumatized patients? J Med Internet Res; 8: e31.

[41] Morgan, R. D., Patrick, A. R., & Magaletta, P. R. (2008). Does the use of telemental health alter the treatment experience? Inmates' perceptions of telemental health versus face-to-face treatment modalities. Journal of consulting and clinical psychology, 76, 158–62.

[42] Preschl, B., Maercker A,, & Wagner, B. (2011). The working alliance in a randomized controlled trial comparing online with face-to-face cognitive-behavioral therapy for depression. BMC Psychiatry, 11, 189.

[43] Mohr DC, Cuijpers P, Lehman K. (2011). Supportive accountability: a model for providing human support to enhance adherence to eHealth interventions. J Med Internet Res; 13: e30.

[44] Jarrett, R. B., Vittengl, J. R., & Clark, L. A. (2008). Preventing recurrent depression. In: M. A. Whisman (Ed.), Adapting Cognitive Therapy for Depression: Managing Complexity and Comorbidity (p. 132-156). New York: Guilford Press.

[45] Guidi, J., Fava, G. A, Fava, M., & Papakostas, G. I. (2011). Efficacy of the sequential integration of psychotherapy and pharmacotherapy in major depressive disorder: A preliminary meta-analysis. Psychological medicine, 41, 321–31.

[46] Kessler, R. C., Berglund, P., Demler, O., Jin, R., Koretz, D., Merikangas, K. R., Wang, P. S. (2003). The epidemiology of major depressive disorder. Results from the National Comorbidity Survey Replication (NCS-R). Journal of the American Medical Association, 289, 3095-3105.

[47] Üstün, T. B., Ayuso-Mateos, J. L., Chatterji, S., Mathers, C., & Murray, C. J. (2004). Global burden of depressive disorders in the year 2000. The British Journal of Psychiatry, 184, 386-392.

Wie könnte eine erfolgreiche Rehabilitation künftig aussehen?

Susanne Weinbrenner

1 Einleitung

Aktuelle gesellschaftliche und gesundheitspolitische Entwicklungen stellen die Deutsche Rentenversicherung als Träger der medizinischen Rehabilitation vor neue Herausforderungen. Die derzeitige und auch zukünftige Inanspruchnahme und Ausgestaltung der Rehabilitationsleistungen wird vor allem spürbar durch die demographische Entwicklung, die sich wandelnde Arbeitswelt und das sich verändernde Krankheitsspektrum beeinflusst. Für die Rentenversicherung geht es darum, die Erfolge der Rehabilitation auch bei veränderten Rahmenbedingungen langfristig zu sichern. Dabei ist Nachhaltigkeit für die Rentenversicherung ein wesentliches Zielkriterium einer erfolgreichen Rehabilitation. Nachhaltigkeit bedeutet, dass Rehabilitanden zeitlich stabil im Erwerbsleben verbleiben oder dorthin zurückkehren. Hierfür sind zielführende Strategien und längerfristig ausgerichtete Rehabilitationsleistungen erforderlich.

2 Aktuelle Herausforderungen

Die demografische Entwicklung ist seit Jahren durch eine niedrige Geburtenrate einerseits und eine steigende Lebenserwartung andererseits charakterisiert. Im Ergebnis führen beide Trends zu einer kontinuierlichen Alterung der Gesellschaft. Es wird in der Folge damit mehr Menschen geben, die auf eine Rehabilitationsleistung angewiesen sind, um weiter erwerbsfähig zu bleiben. Einfluss auf die Entwicklung haben außerdem zahlreiche gesetzliche Regelungen, die auf eine längere Lebensarbeitszeit und eine höhere Erwerbsquote älterer Versicherter abzielen. Dazu gehört insbesondere die Erhöhung der Altersgrenze für die Regelaltersrente durch die sogenannte „Rente mit 67".

```
        Demographische          Zunahme
        Entwicklung             chronischer
                                Erkrankungen
              \                /
Veränderung am  →  Rehabilitation  ←  Veränderung des
Arbeitsmarkt                          Krankheitsspektrums
              /                \
        Hoher Bedarf an         Längere Lebens-
        Fachkräften             arbeitszeit
```

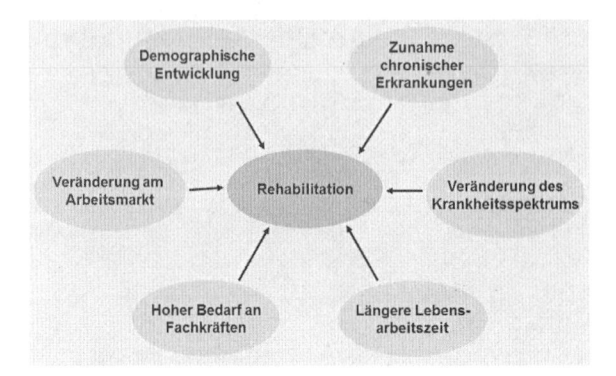

Abbildung 1: Einflußfaktoren auf die Inanspruchnahme von Reha-Leistungen

Versicherte müssen den gesundheitlichen Anforderungen einer sich stetig wandelnden Berufs- und Arbeitswelt gewachsen sein. Eine zunehmende Arbeitsverdichtung und höhere Anforderungen an soziale Kompetenzen (social skills) sind nur zwei Beispiele für wachsende Arbeitsanforderungen, denen sich die Beschäftigten stellen müssen. Es geht aber auch um die berufliche und soziale Integration von weniger leistungsfähigen Arbeitnehmern. Gerade bei diesen Versicherten liegen oftmals komplexe Problemlagen vor. Zudem muss auch an gering entlohnte Beschäftigte und Menschen mit atypischen Beschäftigungsverhältnissen (unterbrochene Erwerbsbiographien) gedacht werden.

Das Krankheitsspektrum wird zunehmend von chronischen Erkrankungen geprägt, die in der medizinischen Versorgung einen wachsenden Anteil einnehmen. Dabei spielt auch eine Rolle, dass eine Heilung bei chronischen Krankheiten meist nicht möglich ist und deshalb eine langfristige medizinische Betreuung erforderlich wird. Die Entstehung von chronischen Erkrankungen wird durch individuelle Lebensstile, wie z. B. Bewegungsmangel, nicht adäquate Ernährung und vieles mehr, beeinflusst. Hier setzt die medizinische Rehabilitation der Rentenversicherung an.

3 Nachhaltigkeit als Ziel einer erfolgreichen Rehabilitation

Der Begriff Nachhaltigkeit hat in den letzten Jahren eine große Bedeutung für verschiedene gesellschaftliche Entwicklungen gewonnen. Dies zeigt sich an der Vielfalt von möglichen Definitionen. Alltagssprachlich beschreibt Nachhaltigkeit u. a., dass etwas noch lange Zeit andauert, nachdem es begonnen oder in Bewegung gesetzt wurde [1-2], Aus ökologischer Perspektive wird unter Nachhaltigkeit eine langfristige Stabilität unter Schonung bzw. Wiederherstellung von Ressourcen verstanden [3].

Für die Rentenversicherung bedeutet Nachhaltigkeit, dass die Rehabilitanden zeitlich stabil im Erwerbsleben verbleiben oder dorthin zurückkehren können. Darauf zielt die medizinische und berufliche Rehabilitation, die in ihren gesetzlichen und konzeptuellen Grundlagen unmittelbar auf eine dauerhafte berufliche Integration ausgerichtet ist [4]. Teilhabe im Sinne des SGB IX bedeutet für die Rentenversicherung insbesondere Integration bzw. Integrationserhalt im Arbeitsleben und ist – auch durch die Tatsache, dass die Rehabilitanden mehrheitlich an chronischen Erkrankungen leiden – unmittelbar auf eine langfristige Zeitperspektive und damit nachhaltig ausgerichtet.

4 Nachhaltigkeit in der Rehabilitation

Dass die medizinische Rehabilitation der Rentenversicherung erfolgreich ist, zeigen inzwischen viele wissenschaftliche Studien [5-6]. Beispielsweise ist für koronare Herzerkrankungen die Wirksamkeit von multimodalen, rehabilitativen Interventionen sehr gut abgesichert. Die Reduktion von Risikofaktoren u. a. durch körperliches Training, Nikotinabstinenz, Gewichtsreduktion und Cholesterinsenkung kann nicht nur den Gesundheitszustand verbessern und die Lebensqualität erhöhen, sondern auch die Mortalität senken.

Es zeigt sich allerdings, dass die guten Effekte der medizinischen Rehabilitation im Zeitverlauf nicht immer stabil sind. Dabei müssen jedoch nicht zuletzt indikationsspezifische Unterschiede beachtet werden. Die Deutsche Rentenversicherung hat bereits seit längerem mit verschiedenen Ansätzen und Strategien auf eine Verbesserung der Nachhaltigkeit bzw. langfristigen Wirksamkeit der Rehabilitation hingewirkt. Die Verbesserung und Untersuchung der Langzeiteffekte der medizinischen Rehabilitation wird auch zukünftig eine wesentliche wissenschaftliche Aufgabe bleiben [7].

5 Nachhaltigkeit der Rehabilitation benötigt Strategien

Eine nachhaltige Rehabilitation benötigt Strategien, die den Reha-Prozess insgesamt umfassen, d.h. auf die Zeit vor, während und nach der Rehabilitation ausgerichtet sind.

Die Vorbereitungsphase auf die Rehabilitation gehört unmittelbar dazu, weil gut informierte Rehabilitanden von der Rehabilitation stärker profitieren können [8-9]. Vor diesem Hintergrund hat die Deutsche Rentenversicherung Bund im November 2013 eine Studie zum „Rehabilitationsbezogenen Informationsbedarf bei DRV-Versicherten" in Auftrag gegeben. Es soll untersucht werden, welche bedarfsorientierten Informationen erforderlich sind, um den Rehabilitationserfolg durch eine frühzeitige und kundenzentrierte Aufklärung beziehungsweise Vorbereitung der Versicherten zu fördern.

Insgesamt müssen die Konzepte der Rehabilitation noch stärker auf die Zeit nach der Leistung ausgerichtet werden. Es geht dabei um die Beibehaltung von erworbenen berufsbezogenen aber auch alltagsbezogenen Kompetenzen der Rehabilitanden. Dem Ziel der beruflichen Wiedereingliederung folgend, ist die berufliche Orientierung ein beispielhafter Baustein, der die Rehabilitation mit der Lebenswelt der Rehabilitanden vernetzt. Das Behandlungskonzept BOMeN (Berufliche Orientierung in der Medizinischen Neurorehabilitation) für Schlaganfallpatienten setzt auf eine beruflich orientierte Behandlung, die die individuellen beruflichen Kontexte berücksichtigt und im Rahmen einer intensiven Patientenschulung berufsalltagspraktische Handlungsempfehlungen gibt. Den Patienten werden notwendige Informationen und Erfahrungen vermittelt, um ein bestmögliches Selbstmanagement bei der Wiedereingliederung zu gewährleisten [10].

Um die während einer Rehabilitation erzielten Erfolge zu verstetigen, wurden in den letzten Jahren von der Rentenversicherung die nachsorgenden Leistungen stetig ausgebaut. Ziel wird es in Zukunft sein, die Nachsorgeprogramme noch bedarfsgerechter auszugestalten, so dass die Rehabilitanden von ihrer Rehabilitation nachhaltiger profitieren können. Beispielsweise zeigen die Ergebnisse der Evaluation zur Intensivierten Rehabilitationsnachsorge (IRENA), dass nicht alle Rehabilitandinnen und Rehabilitanden alle Therapieangebote gleichermaßen nutzen [11].

6 Nachhaltig ausgerichtete Rehabilitationsleistungen

Nachhaltig ausgerichtete Rehabilitationsleistungen erschöpfen sich nicht in der Behandlung von Erkrankungen, sondern umfassen verschiedene konzeptuelle Ansätze. Sie sind Teil einer Prozesskette, an deren Anfang die Bedarfe und Bedürfnisse des chronisch kranken Menschen stehen und an deren Ende die erfolgreiche Eingliederung in Beruf, Arbeit und Gesellschaft erfolgt. Solche Leistungen sind gekennzeichnet durch:

- einen umfassenden und ganzheitlichen Ansatz
- gemeinsame Vereinbarung von Reha-Zielen
- Patientenorientierung
- berufliche Orientierung und Ausrichtung der Therapie
- Weiterführung über Nachsorgeleistungen
- Einbezug des Lebens- und Arbeitsumfeldes der Rehabilitanden
- Vernetzung aller am Prozess beteiligter Akteure

6.1 Umfassender und ganzheitlicher Ansatz (Bio-psycho-soziales Modell)

Die Deutsche Rentenversicherung begreift Rehabilitation als „umfassend" im Sinne von „ganzheitlich". Dabei wird der Betrachtung der Krankheit, welche eine Arbeits- bzw. Erwerbsminderung zur Folge hat, ein bio-psycho-soziales Modell zugrunde gelegt. Dieses Konzept geht davon aus, dass die Krankheitsursache, der Krankheitsverlauf und die Folgen einer Erkrankung durch biologische, psychologische und soziale Faktoren bedingt sind, die in unterschiedlicher Ausprägung auf den Krankheits- und Genesungs-Prozess einwirken.

Die Internationale Klassifikation der Funktionsfähigkeit, Behinderung und Gesundheit (ICF) hat die bio-medizinische Betrachtungsweise um Aspekte der Aktivität und Teilhabe sowie um Kontextfaktoren, d. h. Umwelt- und personenbezogene Faktoren, ergänzt. Arbeits- und berufsbezogene Problemlagen sind entsprechend diesem modernen Rehabilitationsverständnis im Sinne der ICF als Kontextfaktoren anzusehen, die es in der medizinischen Rehabilitation und bei Leistungen zur Teilhabe am Arbeitsleben zu berücksichtigen gilt [12]. Der umfassende und ganzheitliche Ansatz ist somit als Leitprinzip für eine nachhaltig wirksame Rehabilitation anzusehen.

6.2 Gemeinsame Vereinbarung von Reha-Zielen

Die gemeinsame Vereinbarung von „Reha-Zielen" durch den Rehabilitanden und das Reha-Team gehört unabdingbar zum Reha-Prozess. Durch die gemeinsame Festlegung von Reha-Zielen und die daraus begründete Therapieplanung wird der Rehabilitand eng in den rehabilitativen Prozess eingebunden [13-14].

Im Rahmen von Projektmanagement oder Personalentwicklung wird oftmals der Begriff SMART als Kriterium zur Definition von Zielen genutzt. Hinter diesem Akronym verbirgt sich die Vorstellung, wie Ziele formuliert sein sollen, um erfolgreich zu sein: **S**pezifisch, **M**essbar, **A**ttraktiv, **R**ealistisch und **T**erminbezogen.

Übertragen auf die Rehabilitation heißt das: Ziele können nur erreicht werden, wenn sie auch mit den Vorstellungen der Rehabilitanden vereinbar sind, d. h. dass die Interessen und Einstellungen sowie die Möglichkeiten der Rehabilitanden berücksichtigt werden. Die Umsetzung der Reha-Ziele ist nur dann erfolgreich, wenn diese in den Alltag also die Berufs- und Lebenswelt der Rehabilitanden integriert werden können. Nur erreichbare, d. h. realistische und präzise vereinbarte Reha-Ziele können das Verhalten der Rehabilitanden nachhaltig steuern und zu einer langfristig wirksamen Rehabilitation beitragen.

Im Rahmen eines Forschungsvorhabens, dass von der Deutsche Rentenversicherung Bund in Auftrag gegeben wurde, wird zur Zeit ein „Arbeitsbuch Reha-Zielvereinbarung in der medizinischen Rehabilitation" entwickelt, um Rehabilitationskliniken in der konkreten Umsetzung von Zielvereinbarungen zu unterstützen.

6.3 Patientenorientierung

Die gemeinsame Zielvereinbarung kann als Baustein einer patientenorientierten Rehabilitation angesehen werden. Patientenorientierung zielt für die Rentenversicherung darauf, dass die Präferenzen und individuellen Bedürfnisse der Rehabilitanden im Rahmen des Rehabilitationsprozesses berücksichtigt werden. Die aktive Einbeziehung der Rehabilitanden in Therapieentscheidungen ergänzt diesen Aspekt und stärkt die selbstbestimmte Teilhabe der Versicherten.

Wer seinen Lebensstil oder einzelne Verhaltensweisen ändern will, benötigt dazu Wissen, Motivation, günstige Einstellungen und Handlungsfertigkeiten, wie sie vor allem in Patientenschulungen oder Gesundheitsbildung vermittelt werden [15]. Ein wesentliches Element zur Förderung der Selbstmanagementkompetenz im Reha-Prozess ist die Patientenschulung [16]. Sie zielt unmittelbar auf die aktive Bewältigung von chronischen Erkrankungen und trägt dazu bei, die Patienten dazu zu befähigen, selbst über Lebensstiländerungen zu entscheiden und diese eigenverantwortlich umzusetzen.

In einer Literaturübersicht stellen Faller et al. [17] Metaanalysen und systematische Reviews vor, die bestätigen, dass Patientenschulung in Bezug auf Lebensstiländerungen wirksam ist. Patientenschulungen können körperliche Aktivität erhöhen bzw. zu einer gesunden Ernährung beitragen. Die

Interventionen sind dann besonders wirksam, wenn sie verhaltensbezogene Strategien wie Selbstbeobachtung umfassen. Positive Resultate liegen für die Indikationsgebiete Rheumatologie, Orthopädie, Kardiologie, Asthma, Diabetes mellitus und Onkologie vor.

6.4 Berufliche Orientierung und Ausrichtung der Therapie

Für die Gestaltung des Reha-Prozesses ist auch die gezielte Ausrichtung auf die berufliche Reintegration der Versicherten entscheidend. Die Kooperation mit Unternehmen und Betrieben ermöglicht zum einen, konkrete berufliche Belastungen zu erfassen, deren Kenntnis für die Planung und Steuerung der Rehabilitation notwendig ist. Die Zusammenarbeit ermöglicht auch, einen bei Arbeitnehmerinnen und Arbeitnehmern bestehenden Reha-Bedarf zu erkennen und rehabilitative oder auch präventive Leistungen frühzeitig einzuleiten. Während der Rehabilitation gewonnene Erkenntnisse können wiederum im Betrieb – etwa zur Adaptation des Arbeitsplatzes – genutzt werden [18]. Erste Vereinbarungen von Rentenversicherungsträgern mit dem Verband der Betriebs- und Werksärzte zur weiteren Optimierung dieser Zusammenarbeit liegen mittlerweile vor.

Bei etwa einem Drittel der Rehabilitanden der Deutschen Rentenversicherung bestehen berufliche Problemlagen, die die Integration gefährden können [19]. In diesen Fällen ist insbesondere eine engere Verzahnung zwischen medizinischen und beruflichen Leistungen zur Teilhabe erforderlich, wie beispielsweise das Konzept der medizinisch-beruflich-orientierten Rehabilitation (MBOR) vorsieht. Ein wichtiges Bindeglied zwischen Reha-Einrichtung und Unternehmen oder Betrieb ist dabei der Reha-Fachberater. Ihm kommt unter anderem bei der Beratung über eventuell erforderliche Leistungen zur Teilhabe am Arbeitsleben eine zentrale Rolle zu.

Die berufliche Orientierung ist Teil der ganzheitlichen Sichtweise der medizinischen Rehabilitation und stärkt die Teilhabeorientierung der Rehabilitation. Wissenschaftliche Studien [20-21] konnten zeigen, dass die berufliche Orientierung die Wirksamkeit der Rehabilitation weiter erhöhen kann und demzufolge ein weiteres wichtiges Element für deren Nachhaltigkeit darstellt.

6.5 Weiterführung über Nachsorgeleistungen

Zur Verstetigung des in der Rehabilitation neu erlernten Verhaltens in den Alltag ist häufig eine gezielte weitere Begleitung durch Angebote der Reha-Nachsorge notwendig. Reha-Nachsorgeprogramme (§ 31 Abs 1 Satz 1 Nr. 1 SGB VI) tragen dazu bei, den Behandlungserfolg der Rehabilitation nachhaltig zu stabilisieren. Sie fördern die Initiative der Betroffenen zu weiteren eigenen Aktivitäten. (vgl. Buschmann-Steinhage in diesem Band). Dabei treten in jüngster Zeit auch telemedizinische Ansätze in den Fokus (vgl. Mau in diesem Band).

Ein weiteres Angebot der Reha-Nachsorge stellen Rehabilitationssport und Funktionstraining (§ 44 Abs. 1 Nr. 3 und 4 SGB IX) dar, die ebenfalls zum langfristigen Erfolg der Rehabilitation beitragen können. Diese können bei weniger ausgeprägtem Bedarf in Anspruch genommen werden.

6.6 Einbeziehung des Lebens- und Arbeitsumfeldes der Rehabilitanden

Zum Lebens- und Arbeitsumfeld der Rehabilitanden gehören vor allem auch die engeren sozialen Kontakte. Vertraute Menschen können unterstützend auf die Verstetigung von Lebensstiländerungen wirken, aber auch zu einer Beibehaltung von bisherigen Routinen beitragen. Deshalb sind Familie und Angehörige, Arbeitskollegen und Freunde als wichtige Bezugsgruppe für die Rehabilitation relevant. Von Beginn der Rehabilitation an, sollte die Zeit nach der Rehabilitation und die Umsetzung der Verhaltensänderung im privaten und beruflichen Lebenskontext thematisiert werden.

Die Selbsthilfe ist dabei ein wichtiger Baustein in der Rehabilitation und im Hinblick für die „Zeit nach der Reha" von Bedeutung. Selbsthilfegruppen können Betroffenen Unterstützung und Hilfestellung bei der Bewältigung ihrer chronischen Erkrankung geben und durch den gegenseitigen Austausch von Erfahrungen dazu beitragen, dass die Erfolge der Rehabilitation auch langfristig erhalten bleiben. Ein bekanntes Beispiel dafür sind die Herzsportgruppen bei koronaren Herzerkrankungen.

6.7 Vernetzung aller am Prozess beteiligten Akteure

Die berufliche Integration ist ein komplexes Reha-Ziel, dessen Erreichen nicht nur vom Versicherten und der Rentenversicherung allein beeinflusst wird. Wie die Abbildung 2 zeigt, ist der Kreis der Beteiligten deutlich weiter gefasst.

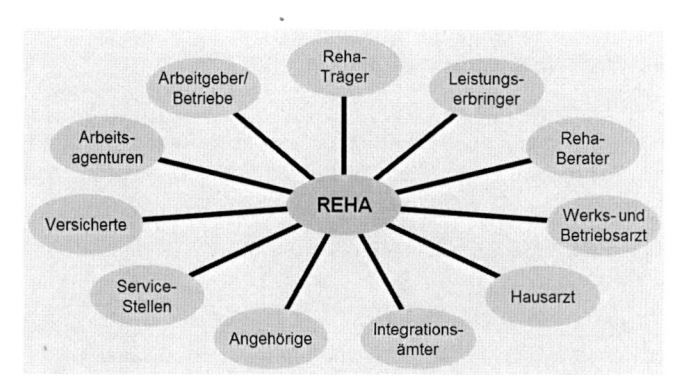

Abbildung 2: Vernetzung verschiedener Akteure

Für die Rentenversicherung gilt es, strukturierte und verlässliche Beziehungen zu den relevanten Akteuren im Versorgungsgeschehen herzustellen und stabile Informations- und Kommunikationswege zu knüpfen. Sowohl die weitere Vernetzung der Rehabilitation mit nachgelagerten Versorgungsbereichen als auch Kooperationen im Vorfeld der Rehabilitation setzen entsprechende Aktivitäten der Reha-Einrichtungen und Leistungsträger voraus. Ferner müssen solche Initiativen auf eine positive Resonanz bei anderen Partnern, wie z. B. den niedergelassenen Ärzten, treffen.

7 Perspektiven für eine zukunftsorientierte Rehabilitation

Die Perspektiven für eine zukunftsorientierte Rehabilitation sind aus Sicht der Rentenversicherung vielfältig. Rehabilitationsleistungen sind an individuelle Bedarfe und Lebenssituationen der Versicherten auszurichten, sowie zeitnah und flexibel anzubieten. Dazu gehört die Erkenntnis, dass nicht alle Rehabilitanden einen umfassenden Bedarf haben. Es geht also auch darum, eine Überversorgung zu vermeiden [22].

Leistungen sollten sich an den konkreten gesundheitlichen Einschränkungen und den beruflichen Anforderungen der Rehabilitanden orientieren, da nur dann die Wiedereingliederung ins Erwerbsleben und der Erhalt der Erwerbsfähigkeit erfolgreich und nachhaltig erfolgen können. Auch deshalb müssen Rehabilitanden noch stärker als bisher in den Reha-Prozess eingebunden werden, um sie zu mehr Eigenverantwortung anzuregen bzw. zu befähigen.

Eine zukunftsorientierte Rehabilitation muss folgende Anforderungen erfüllen:

- individuell, umfassend und passgenau sein
- zeitnah und flexibel erfolgen
- an den konkreten gesundheitlichen Einschränkungen und den beruflichen Anforderungen des Rehabilitanden ausgerichtet sein
- die Befähigung zur Eigenverantwortung stärken und fördern
- die Beschäftigungsbetriebe aktiv einbeziehen
- kreative Wege zulassen, die eine (Wieder-) Eingliederung der Rehabilitanden in Beruf und Gesellschaft befördern
- Verfahren der Reha-Qualitätssicherung (QS) einsetzen

Es ist weiterhin erforderlich, die Betriebe und Arbeitgeber aktiv in den Rehabilitationsprozess einzubinden und sie als Kooperationspartner zu gewinnen. Dabei kann eine Begleitung der Rehabilitanden durch ein aktives Fallmanagement sinnvoll sein.

Um die zukünftigen Herausforderungen bewältigen zu können, muss die Rentenversicherung auch über neue Wege nachdenken. Dies gilt beispielsweise für den Einsatz von neuen Medien.

Damit eine möglichst weitgehende Transparenz in Bezug auf die Strukturen, Prozesse und Ergebnisse der Reha-Leistungen erreicht werden kann, ist der Einsatz von Instrumenten und Verfahren der Reha-Qualitätssicherung notwendig. Diese erlauben eine differenzierte Betrachtung der Reha-Einrichtungen, so dass Stärken oder Schwachstellen frühzeitig erkennbar werden.

8   Ausblick

Welche Wege stehen der Rentenversicherung für eine erfolgreiche, zukünftige Rehabilitation offen?

Eine weitere Flexibilisierung von Rehabilitationsleistungen bedeutet eine noch größere Passgenauigkeit der Angebote. Dabei erfordern individuelle Bedarfe auch individuelle Lösungen. Dies könnte z.B. eine individuelle Verkürzung oder Verlängerung der Leistungen bedeuten. Denkbar wäre aber auch ein Wechsel von einer stationären Rehabilitation in den ambulanten Bereich in geeigneten Fällen.

Die Weiterentwicklung bedarfsgerechter Nachsorgeangebote ist angesichts der Bedeutsamkeit für die Nachhaltigkeit der Reha-Erfolge ein zentraler

Aspekt. Die Ausgestaltung der Leistung soll den individuellen Bedarfen und Bedürfnissen der Versicherten dabei Rechnung tragen. Multimodale oder monomodale Ausgestaltung, aber auch eine Ausweitung der bestehenden Angebote auf weitere Indikationen sollten möglich sein.

Gemäß dem gesetzlichen Auftrag stellt die Rentenversicherung die (Re-) Integration des Versicherten ins Erwerbsleben in den Fokus. Deshalb wird sich der Reha-Prozess zukünftig noch stärker auf berufliche Anforderungen konzentrieren. MBOR stellt hier einen wichtigen Ansatz dar, um besondere berufliche Problemlagen der Versicherten stärker berücksichtigen zu können.

Chronische Krankheiten lassen sich durch vorbeugende Maßnahmen und Verhaltensänderungen wirksam beeinflussen und im besten Fall sogar ganz vermeiden. Deshalb hat die Rentenversicherung Konzepte für Präventionsleistungen entwickelt. Es handelt sich hierbei um berufsbegleitende, multimodale Leistungen, die das Gesundheitsverhalten stärken, die Lebensqualität steigern und bestehende Belastungsfaktoren reduzieren sollen. Die Angebote setzen an der betrieblichen Ebene an und richten sich gezielt an Mitarbeiter, bei denen die aktuelle Beschäftigung mit gesundheitsgefährdenden und stark belastenden Faktoren verbunden ist.

Die konzeptionelle Ausrichtung der Rehabilitation darf sich nicht auf einzelne Elemente beschränken, sondern muss den Reha-Prozess insgesamt prägen. Dem grundlegenden Ziel der beruflichen Wiedereingliederung folgend, ist eine verstärkte Orientierung an den individuellen Bedarfen neben der Flexibilisierung ein wesentlicher Erfolgsfaktor für eine zukunftsorientierte nachhaltige Rehabilitation.

Literatur:

[1] Duden (2001). Deutsches Universalwörterbuch, 4. Aufl. Mannheim.

[2] Rödel, M. (2013). Die Invasion der Nachhaltigkeit. Eine linguistische Analyse eines politischen und ökonomischen Modeworts. Deutsche Sprache 42. 115-141.

[3] Grunwald, A., Kopfmüller J. (2012). Nachhaltigkeit. 2 aktual. Auflage, Campus Studium.

[4] DRV Bund (Hrsg.) (2007): Rahmenkonzept zur medizinischen Rehabilitation in der gesetzlichen Rentenversicherung. Berlin.

[5] Haaf, H.G. (2005): Ergebnisse zur Wirksamkeit der Rehabilitation. Die Rehabilitation 44(5). 259-276.

[6] Haaf, H.G. (2009): Reha-Erfolg. Ist die Reha überhaupt wirksam? In: DRV-Bund (Hrsg.): Ergebnisqualität in der medizinischen Rehabilitation der Rentenversicherung. Berlin. S. 9-45.

[7] Knaller, C., Eisenmann, A., Pertl, D. (2012). Wirksamkeit der stationären Rehabilitation für Erwachsene nach zwölf Monaten - Systematische Übersichtsarbeit. www.goeg.at/de/BerichtDetail/Wirksamkeit-der-stationaeren-Rehabilitation.html. Abruf: 31.10.2012.

[8] Lange, M., Franke, W., Hessel, A., Petermann, F. (2011): Wer profitiert von Vorbereitungsmaßnahmen auf die psychosomatische Rehabilitation? DRV-Schriften, Bd. 93. 60-61.

[9] Sewöster, D., Haaf, H.-G. (2009): Reha-Vorbereitung online! Wie wird die Rehabilitation auf den Websites stationärer Einrichtungen zur kardiologischen und orthopädischen Rehabilitation präsentiert? DRV-Schriften, Bd. 83. 156-158.

[10] Menzel-Begemann, A (2012): Berufliche Orientierung in der Rehabilitation - berufsalltagspraktische therapeutische Empfehlungen zur Verbesserung der Nachhaltigkeit rehabilitativer Maßnahmen im Rahmen der Wiedereingliederung. DRV-Schriften, Bd. 98. 201-201.

[11] Lamprecht, J., Schubert, M., Behrens, J., Steinack, R. Mau, W. (2011): Rahmenbedingungen einer IRENA-Teilnahme aus Rehabilitandensicht und Therapiegeschehen im IRENA-Nachsorgeprogramm bei orthopädischen Erkrankungen. DRV-Schriften, Bd. 93. 36-37.

[12] Farin, E., Bengel, J., Jäckel, W. (2010). Die Bedeutung der Rehabilitation für die Versorgung chronisch Kranker. Public Health 66. 25-27.

[13] Dudeck, A., Glattacker, M., Gustke M., Dibbelt, S., Greitemann B., Jäckel WH. (2011). Reha-Zielvereinbarungen – gegenwärtige Praxis in der stationären medizinischen Rehabilitation. Die Rehabilitation; DOI: 10.1055/s-0030-1268002 (epub ahead print).

[14] Pohontsch, N., Meyer, Th. (2011). Zielorientierung in der medizinischen Rehabilitation – weiterhin eine Herausforderung. Public Health 73. 4-6.

[15] Buschmann-Steinhage, R., Pimmer, V. (2011). Verhaltens- und Lebensstiländerung durch nachhaltige medizinische Rehabilitation: Wunsch und Wirklichkeit. SuchtAktuell 2, 18 (2).

[16] Faller, H. (2011). Patientenschulung und Empowerment in der medizinischen Rehabilitation. Public Health 73. 28-29.

[17] Faller, H., Reusch, A., Meng, K. (2011). DGRW-Update: Patientenschulung. Die Rehabilitation, 50 (3). 284-291.

[18] Bethge M. (2011). Erfolgsfaktoren medizinisch-beruflich orientierter orthopädischer Rehabilitation. Die Rehabilitation 50. 145-151.

[19] Streibelt, M. & Buschmann-Steinhage, R. (2011). Ein Anforderungsprofil zur Durchführung der medizinisch-beruflich orientierten Rehabilitation aus der Perspektive der gesetzlichen Rentenversicherung. Rehabilitation; 50, 160-167.

[20] Bethge, M., Herbold, D., Trowitzsch L., Jacobi, C. (2010). Berufliche Wiedereingliederung nach einer medizinisch-beruflich orientierten orthopädischen Rehabilitation. Eine clusterrandomisierte Studie. Die Rehabilitation. 49:2-12.

[21] Preßmann, P.F., Philipp, J., Liebbrand, B., Krohn-Grimberghe, B., Haug, A., Bachmann, S. (2013). Evaluation des RehaBau-Programms für Bauhandwerker – Ergebnisse der 6-Monats-Katamnese. DRV-Schriften, Bd. 101. 250-252.

[22] Reimann A. (2010). Aktuelle Entwicklungen in der Rehabilitation der Rentenversicherung. In: DRV Bund (Hrsg.) Fit für die Arbeit – die Rentenversicherung als Partner. Reha-Forum der Deutschen Rentenversicherung Bund am 25. und 26. Oktober 2010 in Berlin. 28-44.

Reha-Nachsorge in Hausarztpraxen – quälende Pflicht oder verlockende Chance?

Jens-Martin Träder

1 Ausgangslage

Das Thema Reha-Nachsorge hat in den vergangenen Jahren sowohl in der Reha-Wissenschaft als auch in der Reha-Praxis einen hohen Stellenwert erreicht. Demensprechend vielfältig sind die verschiedenen Nachsorgeinterventionen und Studien. Diese reichen von Formen der telefonischen Nachsorge [1,2] über Auffrischungskurse, sogenannte Refresher [3] bis hin zu online-gestützten Angeboten [4,5]. Das Thema „Reha-Nachsorge durch Hausärzte" scheint dagegen kaum bearbeitet zu werden, Arbeiten hierzu finden sich nur vereinzelt [6].

Eine Sichtung der in den Jahren 1995 bis 2013 abgeschlossenen Forschungsprojekte des Vereins zur Förderung der Rehabilitationsforschung in, Hamburg, Mecklenburg-Vorpommern und Schleswig-Holstein, vffr[1] bestätigt diese Vermutung: Nur acht der bisher 74 abgeschlossenen Projekte der Jahre 1995 bis 2013 befassen sich mit dem Thema Reha-Nachsorge und in diesen spielt die Einbindung der niedergelassenen Ärzte zwar eine Rolle, ein eigenständiger Schwerpunkt „Reha-Nachsorge durch Hausärzte" existiert jedoch nicht. Tabelle 1 zeigt die abgeschlossenen Projekte des *vffr*, nach Themen gruppiert.

Tabelle 1: Geförderte Forschungsprojekte des *vffr* von 1994 bis 2013

Themengebiet	N Studien
Therapieentwicklung und Evaluation	33
Methoden (Fragebogenentwicklung, Metaanalysen)	11
Reha-Motivation	3
Schnittstellenproblematik	4
Situations-/Bedarfsanalysen	15
Nachsorge	9

Es fällt auf, dass die Themengebiete „Schnittstellenproblematik" und „Reha-Nachsorge" bei den bisher geförderten Projekten eine eher untergeordnete Rolle zu spielen scheinen.

---

[1] Der Autor ist seit 15 Jahren Mitglied des Vorstands des *vffr* und hat eine große Anzahl an Antragsskizzen, Anträgen und Abschlussberichten für und von Studien gelesen

2 Reha-Nachsorge

Bei den neun Projekten zur Reha-Nachsorge (nur Erwachsene) handelt es sich um die Studien von:

1. Hoberg et al., die in zwei Forschungsprojekten den Nutzen von Auffrischungskursen nach kardialer Reha untersuchten,
2. Hansen, die die Wirkung einer telefonischen Nachsorge auf das Rauchverhalten evaluierte
3. Deck et al., in der ein innovatives Nachsorgekonzept „neues Credo" entwickelt wurde
4. Höder & Deck, die der Frage nachging, welche Nachsorge eigentlich Rehabilitanden wollen
5. Liebs, der unterschiedliche Nachbehandlungsstrategien bei endoprothetischem Hüft- und Kniegelenksersatz untersuchte
6. Theissing et al., in welcher eine Lifeonline Methode der Nachsorge bei zwei Indikationen erprobt und evaluiert wurde (vgl. Beitrag in diesem Band)
7. Haug & John, die ein internetbasiertes Nachsorgeprogramm zur Nikotinabstinenz nach der Reha entwickelt und erprobt hat
8. Benninghoven & Pfaudler, in der Reha-Nachsorge über Internet mittels Foren erprobt wurde (vgl. Beitrag in diesem Band).

Zum Teil handelt es sich bei diesen Projekten um sog. Feasibility-Studien (2,3,7), d.h. im Vordergrund steht die Machbarkeit und Akzeptanz der spezifischen Nachsorgeform bei Patienten und Anwendern. Bei den anderen Studien handelt es sich um kontrollierte Studien, in denen sich zum Teil durchaus beachtliche Erfolge zeigen.

3 Schnittstellenproblematik

Da eine Nachsorge immer auch eine oder mehrere Schnittstellen impliziert, sollte man die Frage der Schnittstellenproblematik im Verbund mit der Nachsorge betrachten. Wie aus Tabelle 1 ersichtlich wurden im *vffr* vier Forschungsprojekte zum Thema Schnittstellen gefördert:

Im Rahmen einer interdisziplinären Arbeitsgruppe[2] wurde in einem der Forschungsprojekte eine Reha-Bedarfs-Checkliste der LVA Schleswig-Holstein

---

[2] Beteiligt waren: Ärztekammer Schleswig-Holstein, Ministerium für Gesundheit, Soziales und Verbraucherschutz des Landes Schleswig-Holstein, Medizinischer Dienst der Kranken-

weiter entwickelt, um relevante Kriterien ergänzt und durch den Einsatz in Hausarztpraxen evaluiert. Die Checkliste soll dem Arzt vor dem Stellen eines Reha-Antrags helfen, die Chance der Bewilligung des Antrages schon vorab einzuschätzen [7]. Diese Checkliste ist eine Seite lang und lässt sich normalerweise in einer Minute bearbeiten.

Obwohl die der Nutzen der Checkliste von den beteiligten Hausärzten positiv bewertet wurde, fiel ihre Nutzung bei niedergelassenen Ärzten äußerst zurückhaltend aus. Die Diskussion der Gründe der geringen Nutzung ergab, dass viele Ärzte unterschiedliche Problem im Gesamtverfahren der Rehabilitation hatten: wenig Informationen von Kostenträgern und Reha-Kliniken, kaum persönliche Kommunikation, keine Rückmeldung zu gestellten Reha-Anträgen. Daraus entspann sich der Gedanke, diese Schnittstellenprobleme aufzuarbeiten und Abhilfe zu schaffen.

Die zweite Studie nutzte eine qualitative Untersuchungstechnik und fand in Fokusgruppen statt, durch welche die Probleme identifiziert und gewichtet werden konnten. Es zeigte sich, dass diese äußerst vielschichtig sind und unterschiedliche Beteiligte im Reha-Verfahren einschloss: Ärzte mit Reha-Trägern, Reha-Träger mit Haus- oder Gebietsärzten, Reha-Ärzte mit Patienten oder Hausärzten und anderes mehr [8].

Quintessenz dieser Untersuchung ist – verkürzt dargestellt und grob vereinfacht: Es herrschen erhebliche Wissensdefizite auf allen Seiten, es hapert an einer zeitgemäßen Kommunikationsstruktur, und es gibt häufig Probleme mit der Erreichbarkeit der Beteiligten. Als Folgeprojekt arbeiten wir an der Erstellung einer arztspezifischen Website für die Rentenversicherungsträger, auf der Ärzte die für sie wichtigen Informationen einfach und ohne langes Suchen nachlesen können. Die konkrete Umsetzung dieses Vorhabens ist derzeit noch offen.

4   Kommunikationsprobleme

Es wird lediglich nur noch eine kürzere Zeitspanne von einigen Jahren brauchen, um die bisher grundsätzlich papiergebundenen Antrags- und Kommunikationswege auf die heute üblichen elektronischen Kommunikationswege umzustellen. Auch wenn es momentan wegen der Datenskandale (Snowden, NSA, BND usw.) etwas anachronistisch scheinen mag, wird um diese Umstellung kein Weg herumführen. Denkbar ist die Einbindung des Hausarztes auf elektronischem Wege in folgenden Teilgebieten:

---

kassen Schleswig-Holstein, Deutsche Rentenversicherung Nord, Landesgeschäftsstelle der Barmer Ersatzkasse, Kassenärztliche Vereinigung Schleswig-Holstein, Allgemeine Ortskrankenkasse Schleswig-Holstein

- Antragswesen
- Rückmeldung über Zusage
- Datenaustausch bei Reha-Antritt
- Datenaustausch bei Rückkehr
- Weiterverfolgung der Effekte nach der Reha durch den Hausarzt

Beim letzten Unterpunkt wäre auch die Frage interessant, wer die Nachsorge am effektivsten durchführen kann. Eine Studie, die die bisherigen Nachsorge-Konzepte mit einer Nachsorge, die durch Reha-Assistentinnen oder -assistenten oder HausärztInnen vergleichend untersucht, existiert bisher noch nicht. Ferner wäre ein Vergleich der vorgeschlagenen Betreuung während der Nachsorge auf den unterschiedlichen medialen Wegen hilfreich. Geht es besser

- persönlich oder
- online oder
- schriftlich oder
- telefonisch?

Als Akronym für diese Studie böte sich dann der Name POST-Studie an.

5 Vorstellungen für die Zukunft

5.1 Elektronische Kommunikation

Als Vertragsärzte sind wir die elektronische Kommunikation schon seit Längerem gewöhnt – so übermitteln wir unsere Abrechnungsdaten an die Kassenärztliche Vereinigung (KV) seit 10 Jahren fast vollständig elektronisch. Wir können seit drei Jahren diese elektronisch verschickten Abrechnungsdaten vorher von der KV überprüfen lassen, und bei Abrechnungsfehlern bekommen wir vorab eine Rückmeldung mit der Bitte um Korrektur.

In ähnlicher Weise arbeiten wir seit ca. 10 Jahren bei den Disease-Management-Programmen (DMP) und beim „elektronischen Hautkrebsscreening" (eHKS). Das Hautkrebsscreening führen wir natürlich leibhaftig und sozusagen analog durch, die Übermittlung der Befunde erfolgt allerdings elektronisch über unser gesichertes Intranet.

Daten wie Röntgenbilder, Sonografiebefunde und weitere Bilder (als dicom, tiff, bmp oder als jpg-Dateien) werden auch in der Qualitätssicherung aus den Praxen an niedergelassene Kollegen, in verschiedenen Fällen auch an die KV Schleswig-Holstein geschickt. Über eine öffentliche Mail-Leitung ist das aus datenschutztechnischen Gründen natürlich nicht zugelassen.

Folgende Möglichkeiten für eine elektronische Zusammenarbeit bieten sich an:

- Elektronische Übermittlung der Daten
- Abgleich der Datenqualität und Datenvollständigkeit
- Gestaffelte Honorierung (sofort erledigt: Zuschlag zum Honorar, bei Verzögerung Reduktion des Honorars)
- Einbeziehung des Hausarztes mittels eines kurzen elektronischen Fragebogens („Reha-Checkliste")
- Kommunikation über Mail oder Fax (oder besser: über ein Internetportal [Intranet])
- Im Zweifelsfall (bei Divergenzen zwischen Arzt- und Patientenauskunft) Rücksprache mit dem Hausarzt (per Mail, per Fax oder telefonisch)
- Reduktion des Entlassungsberichtes auf das medizinisch Wichtige
- Überlassung des Berichtes als Anhang an Mail (Intranet) oder per Fax
- Einbindung der Hausarztpraxis in die Nachsorge (Hausarzt und/oder „Reha-Nurse")

5.2 Intranet

Als sicherer Datenweg kann **KVSafeNet** vorgeschlagen werden. Die KV Schleswig-Holstein arbeitet an der Implementierung eines Intranets für Angehörige der Heilberufe. Es basiert auf einem *virtual private network* (VPN). Hierfür wird die einmalige Investition in einen zweiten Router für jede Institution, etwa Praxis, Rentenversicherung (DRV), Krankenhaus, erforderlich. Diese Installation kostet ca. 300 Euro, die monatlichen Wartungskosten liegen je nach Provider bei ca. 10 Euro. Auf diesem Wege werden z.B. die Daten der Disease-Management-Programme (DMP), des Hautkrebsscreenings und andere Daten sicher, schnell und komfortabel übertragen. Die Erstellung der Berichtsbögen zum DMP wird von fast allen Praxis-Informationssystemen vollkommen elektronisch ermöglicht. Lediglich die Ersteinschreibung muss auf einem Papierformular erfolgen, da für diese Ersteinschreibung zwei Unterschriften (jeweils vom Patienten und vom Praxisinhaber) erforderlich sind. Hier sind aber auch schon Überlegungen getätigt worden, in welcher Weise man diese Unterschrift elektronisch ableisten kann.

5.3 SafeMail

Die SafeMail ist ein von der KV Schleswig-Holstein entwickelter E-Mail-Dienst, der die sichere Kommunikation zwischen Arztpraxen, aber auch zwischen Arzt und Krankenhaus verbessert. Mit SafeMail können Patientendaten unkompliziert untereinander ausgetauscht und zum Beispiel Arztbriefe, Befunde, Laborwerte oder Röntgenbilder versendet und empfangen werden. Mit SafeMail entfällt das zeitaufwendige Scannen und Ausdrucken von Dokumenten. Alle E-Mails sind verschlüsselt. SafeMail wurde vom Unabhängigen Landeszentrum für Datenschutz (ULD, Dr. Thilo Weichert) intensiv überprüft und zertifiziert. Der Zugang ist nur über das KV-SafeNet, das sichere Online-Netz der Kassenärztlichen Vereinigungen, möglich[3].

Der Dienst ist im Jahr 2013 nach einer Versuchsphase freigeschaltet worden. Bisher arbeiten ca. 400 von ca. 4.000 Vertragsärzten mit diesem System. Die „kritische Masse", ab der das System mit voller Leistung arbeiten kann, dürfte schätzungsweise bei ca. 1.500 Teilnehmern liegen. Ab dann ist es nicht mehr notwendig, nachzusehen, wer mit diesem System arbeitet, sondern eher, wer noch nicht damit arbeitet.

5.3 Kommunikation

In vielen Fällen werden Rückfragen und Nachfragen dadurch behindert, dass die Arbeitszyklen zeitlich sehr unterschiedlich getaktet ablaufen. Wenn Mitarbeiter der DRV vielleicht gerade in einer Team-Besprechung oder bei einer internen Fortbildung sitzen, haben Hausärzte vielleicht gerade eine wichtige Frage. Versucht der DRV-Mitarbeiter nach der Sitzung zurückzurufen, befindet sich der Hausarzt oft gerade auf seiner Hausbesuchs-Tour.

Mails sind in diesem Falle besser, da man sie lesen und beantworten kann, wenn man Zeit dazu hat. Der Gesprächspartner muss nicht zeitgleich am Arbeitsplatz sein und kann die Antwort zur Kenntnis nehmen, wenn es für ihn passend erscheint. Ferner ist die Übermittlungsmöglichkeit für Arztberichte, Krankenhausentlassungsbriefe und digitale Medien wie Sonografie- oder Röntgenbilder hilfreich. Diese Übertragung ist allerdings nur über ein Intranet mit entsprechenden Sicherheitsvorkehrungen denkbar.

Die Umstellung der Verwaltung der Krankenkassen und der Rentenversicherungsträger auf eine überwiegend papierlose Arbeitsplattform ist auf langer Sicht unumgänglich. Erste Schritte sind vollzogen, weitere werden folgen. Wichtig ist in diesem Zusammenhang planerischer Weitblick, dass nicht neuerlich Schnittstellenprobleme durch Inkompatibilitäten zwischen den unterschiedlichen Systemen (Rentenversicherungsträger vs. Vertragsärzteschaft) geschaffen werden. Hier ist eine weitere Zusammenarbeit der Entscheidungsträger erforderlich.

---

[3] (Link zu SafeMail: http://safemail.ekvsh.de)

6   Zusammenfassung

Reha-Nachsorge in Hausarztpraxen ist möglich und sinnvoll. Welcher Weg dafür beschritten werden sollte, ist noch nicht beforscht und kann daher noch nicht definitiv entschieden werden. Die notwendigen Informationen zur Reha-Nachsorge sind in den Hausarztpraxen vorhanden. Es sollte nun über sinnvolle Modalitäten und Kommunikationsplattformen nachgedacht werden.

Bei einer weitergehenden Kommunikation unter den unterschiedlichen Mitwirkenden bei der Patientenbehandlung muss eine schnelle, zeitgemäße, sichere und nach Möglichkeit asynchrone Plattform gewählt werden. Diese Plattform kann durch ein Intranet wie das KVSafeNet bereitgestellt werden. Als ein möglicher Weg in der näheren Zukunft könnte die zeitgetaktete Nachsorge in Hausarztpraxen – gemäß z.b. den vierteljährlichen Kontakten und Untersuchungen ähnlich den Disease-Management-Programmen – mit einer telematischen Übermittlung der erhobenen Daten an die Krankenkassen und die Rentenversicherungsträger entwickelt werden.

Die Hausärzte sind zwar zahlenmäßig eher im Abnehmen begriffen, während zeitgleich durch den demografischen Faktor die Zahl der zu behandelnden Patienten eher kontinuierlich ansteigt. Eine Mehrarbeit würde also wahrscheinlich nicht mit Begeisterung angenommen werden. Wenn dadurch aber durch elegantere, schlankere und effizientere Kommunikation in gleicher Weise Arbeitszeit eingespart werden könnte, wären die meisten meiner Kolleginnen und Kollegen zu diesem Schritt wahrscheinlich bereit.

Literatur

[1] Mittag O, China C, Hoberg E et al. (2006): Outcomes of cardiac rehabilitation with versus without a follow-up intervention rendered by telephone (Luebeck follow-up trial): overall and gender-specific effects. International Journal of Rehabilitation Research 29: 295-302.

[2] Hansen D (2004): Telefonisch gestütztes Nichtrauchprogramm . In: Deck R, Glaser-Möller N, Mittag O (Hrsg.): Rehabilitation und Nachsorge. Lage: Jacobs:105-118.

[3] Mangels M, Schwarz S, Worringen U et al. (2009): Evaluation of a behavioral-medical inpatient rehabilitation treatment including booster sessions. A randomized controlled study. Clin J Pain 25(5): 356-364.

[4] Tarnowski T, Ebert D, Dippel A et al. (2009): W-RENA: Eine webbasierte Rehabilitationsnachsorge zur Transferförderung nach stationärer psychosomati-

scher Rehabilitation – Konzept und erste Ergebnisse der Patientenbefragung. DRV-Schriften 83: 39-41.

[5] Theissing J & Deck R (2009): Reha-Nachsorge per Internet: Akzeptanz und Kompetenzen bei Patienten mit abdomineller Adipositas in der kardiodiabetologischen Rehabilitation. DRV-Schriften 83: 44-46.

[6] Jankowiak S, Kaluscha R, Krischak G (2013): Nachsorgeempfehlungen und deren Umsetzung aus Sicht der Hausärzte. DRV Schriften 101: 61-63

[7] Deck R, Träder JM, Raspe H (2009): Identifikation von potenziellem Reha-Bedarf in der Hausarztpraxis: Idee und Wirklichkeit. Die Rehabilitation, 48 (2): 73-83

[8] Pohontsch N, Träder JM, Scherer M, Deck R (2013): Empfehlungen zur Überwindung von Schnittstellenproblemen in der medizinischen Rehabilitation der gesetzlichen Renten- und Krankenversicherung. Rehabilitation 52: 322-328

Reha-Nachsorge – Zusammenfassung und Ausblick

Nathalie Glaser-Möller und Ruth Deck

In ihren Empfehlungen zur Weiterentwicklung der Reha-Nachsorge in der Rentenversicherung (2008) stellte die Deutsche Rentenversicherung (DRV) fest, dass „für einen Teil der Patientinnen und Patienten mit chronischen Erkrankungen die zeitlich begrenzte Rehabilitation in einer ambulanten oder stationären Einrichtung nicht ausreichend ist, um den Behandlungserfolg auch anhaltend zu stabilisieren. Viele Therapien sind langfristig effektiver, wenn sie über den Zeitraum der Rehabilitation hinaus fortgeführt werden. Eine Möglichkeit, den Transfer in den Alltag zu unterstützen, bietet die Nachsorge. Rehabilitation und Nachsorge sind aufeinander aufbauende Behandlungselemente, die ein gemeinsames Ziel haben."

Es gibt mittlerweile eine Vielzahl von spezifischen Reha-Nachsorgeangeboten. Das Angebot ist teilweise sogar unübersichtlich geworden. Für fast jede Reha-Indikation wurden neue Nachsorgeprogramme entwickelt und erprobt, sie decken ein weites Spektrum von Inhalten und Methoden ab.

Auch wenn sich die verschiedenen Nachsorgeangebote gut etablieren konnten, bleiben noch viele Fragen offen, mit denen sich eine Tagung in Lübeck im November 2013 befasste: Wie sollte eine bedarfsgerechte Nachsorge aussehen, damit das Ziel der Rehabilitation, die nachhaltige Wiedereingliederung ins Erwerbsleben und die Teilhabe am gesellschaftlichen Leben, bei unterschiedlichen gesundheitlichen Einschränkungen und Kontextfaktoren erreicht wird? Sind bei manchen Patienten spezifische Interventionen erforderlich, die in der Reha-Nachsorge fortgesetzt werden müssen, um eine stabile berufliche Eingliederung zu ermöglichen? Welche Nachsorgeangebote haben den Nachweis ihrer Wirksamkeit wissenschaftlich erbracht? Helfen internetbasierte Angebote, eine qualitativ hochwertige Nachsorgeversorgung flächendeckend zu organisieren? Wie kann während der Nachsorge eine mit Vor- und Nachbehandlern abgestimmte Betreuung gewährleistet werden?

Stand der Nachsorge

Im ersten Überblicksreferat gibt *Buschmann-Steinhage* einen Überblick über den aktuellen Stand der Reha-Nachsorge nach einer Reha-Maßnahme der Rentenversicherung. Aus seiner Sicht ist der mittlere Anteil von 17% der Reha-Patienten, die an einer Reha-Nachsorge-Maßnahme teilnehmen, wenig aussagefähig. Je nach Indikation, Alter, Klinik und Form der Rehabilitation (stationär vs. ambulant) können die Zahlen zur Nachsorgeteilnahme erheblich schwanken, ohne dass die Abweichungen auf unterschiedlich ausgeprägte Bedarfslagen zurückgeführt werden können. Es besteht an dieser Stelle Handlungsbedarf bei den Reha-Einrichtungen und den Leistungsträgern, Umfang und Art der Nachsorgeangebote zu harmonieren, um die Inanspruchnahme der Versicherten zu steigern.

Buschmann-Steinhage geht auf die konkreten Aufgaben ein, die Kliniken und Rentenversicherungsträger wahrnehmen sollen, damit Diskrepanzen hinsichtlich des Leistungsspektrums der Reha-Nachsorge reduziert werden können. Er setzt sich dafür ein, dass sich die Rehabilitationseinrichtungen nicht allein auf die Empfehlung einer Reha-Nachsorge beschränken. Sie sollen vielmehr gemeinsam mit dem Patienten ermitteln, welche Angebote in Frage kommen und in der jeweiligen individuellen Alltagsumgebung zu realisieren sind. Im Zweifelsfall ist eine zweitbeste Form der Reha-Nachsorge, die auch wirklich durchgeführt wird, wirksamer als die optimale Form, deren Realisierung an subjektiven oder objektiven Hindernissen scheitert (vgl. Gerdes et al. 2005, von Buschmann-Steinhage zitiert). Der Leiter des Bereichs Wissenschaft der DRV Bund spricht sich für die breite Einführung von Nachsorgebeauftragten ein, die in den Reha-Einrichtungen die Informationen über Nachsorgeangebote zusammentragen und die Mitglieder des Reha-Teams und die Patienten bei der Planung der Nachsorge unterstützen.

Buschmann-Steinhage unterstreicht, dass die Rentenversicherungsträger im Rahmen ihrer Strukturverantwortung (§ 13 Abs. 1 SGB VI) auch dazu verpflichtet sind, Nachsorgeangebote und Nachsorgeeinrichtungen in ausreichender Zahl und Qualität vorzuhalten. Dies könnte flächendeckend nur dann gelingen, wenn Reha-Nachsorge nicht nur in den – dafür besonders qualifizierten – Rehabilitationseinrichtungen stattfindet. Er setzt sich in diesem Zusammenhang für eine flexiblere, bedarfsgerechte Reha-Nachsorge ein. Diese ließe sich durch ein abgestuftes System von unterschiedlich aufwändigen Angeboten oder durch die Kombination verschiedener Nachsorgeelemente realisieren. Einfache Interventionen können, wie z.B. die Medizinische Trainingstherapie, in geprüften Physiotherapiepraxen stattfinden, während komplexere Nachsorgeinterventionen durch Reha-Einrichtungen angeboten werden sollten. Solche Konzepte werden zur Zeit von der Deutschen Rentenversicherung entwickelt.

Durch das Internetportal „www.nachderreha.de" sollen künftig nach *Schramm et al.* sowohl die Patienten als auch die Kliniken bei der Recherche nach bedarfsgerechten und zugänglichen Nachsorgeangeboten unterstützt werden. Schramm schildert nach welcher Methodik, die darzustellenden Reha-Nachsorgeangebote in dem durch die DRV Bund geförderten Projekt ausgewählt werden. Dabei spielen die Qualität und die Wirksamkeit der Nachsorge eine prominente Rolle. Letztgenanntes ist mit dem Problem behaftet, dass wenig belastbare Untersuchungen zur Wirksamkeit der einzelnen Nachsorgekonzepte veröffentlicht werden. Dies sollte als ein Appel an die Wissenschaft verstanden werden, sich verstärkt der Evaluation vorhandener Nachsorgeangebote und deren Publikation in anerkannten Zeitschriften zu widmen.

Berufliche Orientierung der Nachsorge

In einem zweiten thematischen Block widmen sich die Beiträge von Bethge, Niemann, Goedecker-Geenen und Vogel den Versicherten, die nach der Reha einen weiteren Bedarf an arbeitsplatz- und berufsspezifischen Interventionen haben. Die unterschiedlichen Interventionen werden in den einzelnen Beiträgen dargestellt. Niemann und Goedecker-Geenen beschreiben das Potential und die Erfahrungen mit einem Case-Management durch Reha-Fachberater des Rentenversicherungsträgers. Die Beiträge von Bethge und Vogel beziehen sich auf beruflich orientierte Nachsorgeangebote der Reha-Kliniken selbst. So untersucht Bethge die Wirksamkeit der intensivierten medizinisch-beruflich orientierten Nachsorge (IMBORENA). Vogel stellt das Konzept eines telefonischen Betreuungskonzepts nach der Reha durch Sozialarbeiter der Klinik vor. Bei diesen beiden Studien sind die Interventionsinhalte weitgehend standardisiert. Anders ist es beim Ansatz des Case-Managements, das von einer hohen Individualisierung geprägt ist.

Es ist zunächst auf die ermunternden Ergebnisse eines auf die berufliche Integration gerichteten Case-Managements hinzuweisen: *Goedecker-Geenen* stellt fest, dass bei 74% der Rehabilitanden, die voraussichtlich nicht zu ihrem früheren Arbeitsplatz zurückkehren konnten, eine „konkrete Integrationsperspektive zum großen Teil in Absprache mit Arbeitgebern erreicht werden konnte". Der Beitragsautor sieht einen klaren

Vorteil „in der beratungsintensiven und betriebsorientierten Vorgehensweise. *Niemann* beobachtet, dass durch das Case-Management bei immerhin knapp zwei Drittel der betreuten Rehabilitanden der Arbeitsplatz erhalten (35%) oder ein neuer Arbeitsplatz (3%) gefunden wurde bzw. den Rehabilitanden zeitnah notwendige Leistungen zur Teilhabe am Arbeitsleben bewilligt wurden (25%).

Diese Ergebnisse sollten jedoch aufgrund des Fehlens einer Vergleichsgruppe vorsichtig interpretiert werden. Es ist auch zu berücksichtigen, dass eine bewilligte LTA bzw. eine „konkrete Integrationsperspektive" nicht einer Eingliederung ins Erwerbsleben gleich zu setzen ist. Um die Wirksamkeit des Case-Managements im Hinblick auf „Return to work" evaluieren zu können, bleiben weitere, aufwändige Untersuchungen mit einer Kontrollgruppe, wie die DRV Westfalen sie plant, erforderlich.

Auf der anderen Seite erscheinen die Ergebnisse der Evaluation von IMBORENA zunächst enttäuschend zu sein. Die beiden Nachsorgeformen IRENA und IMBORENA, lassen sich in Bezug auf die subjektive Beschäftigungsfähigkeit sechs Monate nach Abschluss der Reha nicht unterscheiden. Beide Nachsorgeformen beeinflussen die subjektive Beschäftigungsfähigkeit positiv. *Bethge* weist auf die unzureichende Therapietreue für die IMBORENA hin, die möglicherweise auf die Schwierigkeit der Kliniken zurück zu führen ist, das Konzept der IMBORENA umzusetzen.

Die medizinisch-beruflich orientierte Nachsorge einer Reha-Klinik, die ein arbeitsplatzbezogenes Training, berufsbezogene Gruppen, eine kurze Sozialberatung und Entspannungstraining beinhaltet, und ein Case-Management durch einen Reha-Fachberater sollten künftig nicht als zwei sich ausschließende Alternativen betrachtet werden. Es ist zu überlegen, ob und wie beide Interventionen nach individuellem Bedarf zu kombinieren wären, um die Chancen einer stabilen beruflichen Wiedereingliederung zu erhöhen.

Internetbasierte Nachsorgeangebote

Im dritten Teil des Tagungsbands findet der Leser einzelne Beiträge zur Nutzung des Internets in der Rehabilitationsnachsorge. *Mattukat und Mau* stellen in einem Überblicksbeitrag die Möglichkeiten und Limitierungen neuer Medien in der Reha-Nachsorge dar. Der potentielle Nutzen des Internets als Nachsorgemedium ist aus ihrer Sicht zunächst sehr groß: Der wichtigste Vorteil wäre vermutlich die Unabhängigkeit des Wohnorts. Versicherte, die weit entfernt von größeren Ballungszentren wohnen und damit von den klassischen Nachsorgeangeboten ausgeschlossen werden, haben per Internet dennoch die Möglichkeit, an der Nachsorge teilzunehmen. Ehemalige Mitpatienten, die ein vertrauensvolles Miteinander in der Reha gelernt haben, können sich über Internet in derselben Nachsorgegruppe austauschen, auch wenn sie weit voneinander entfernt wohnen.

Mattukat und Mau stellen jedoch fest, dass nach wie vor ein ernsthaftes Problem in der Nutzung solcher internetbasierten Angebote besteht. Unabhängig eines tatsächlichen Zugangs zum Internet haben Rehabilitanden unterschiedliche Medienpräferenzen und Technikaffinitäten. Lese- und Schreibschwierigkeiten sind weitere Zugangsbarrieren oder sogar, z.b. in manchen Studien, Ausschlusskriterien. Für die Klinik ist der Ausbau solcher Angebote aufwändig. Neue Technik/Software muss angeschafft und deren kompetente Nutzung durch geeignete und ggf. gesondert zu schulende Klinikmitarbeiter gewährleistet werden.

Ebert et al. beschreiben die Ergebnisse mehrerer Untersuchungen zur Akzeptanz und Wirksamkeit eines komplexen Nachsorgeangebots für Patienten mit einer Depression oder einer Angststörung. Die Intervention besteht aus verschiedenen Komponenten, u.a. Web-Tagebuch, Peer-Support, Feedback.

Benninghoven beschreibt eine Pilotstudie zur Untersuchung der Akzeptanz eines internetbasierten Nachsorgeangebots für Patienten nach einer verhaltensorientierten orthopädischen Rehabilitation. Ähnlich wie bei Ebert definieren die Teilnehmer am Ende der Rehabilitation ihre Nachsorgeziele. Wichtig ist dabei, dass die Ziele möglichst konkret formuliert werden. Mindestens ein Ziel sollte dem psychologischen und eines dem physiotherapeutischen Bereich angehören. Die Maßnahmen, wie diese Ziele erreicht werden sollen, werden ebenfalls festgelegt. Im Rahmen eines Internetforums berichten sich Rehabilitandengruppen wöchentlich über einen Zeitraum von sechs Monaten wechselseitig ihre Erfahrungen mit der Umsetzung. Jeder Rehabilitand erhält einen Feed-Back aus der Forumsgruppe sowie abwechselnd des Psychologen oder des Physiotherapeuten.

Der Beitrag von *Theissing* bezieht sich auf die Nutzung der Live-Online-Technologie in der Nachsorge, die in Form eines virtuellen, audiosynchronen Gruppengesprächs unter der Leitung eines Therapeuten stattfindet. Die beteiligten Personen stehen über Mikrofon und Kopfhörer, optional per Webcam, im Audio-/Video-Kontakt. Es besteht die Möglichkeit, Folien, Bilder, Videos zu zeigen oder sogar eine gemeinsame Schreibfläche für Diskussionen und schriftliche Übungen zu nutzen. Zielgruppe der Untersuchung von Theissing sind Rehabilitanden mit abdomineller Adipositas. Nach Entlassung aus der Rehabilitationsklinik finden sechs Nachsorge-Gespräche in einer geschlossenen Gruppe (maximal 12 Teilnehmer) in monatlichen Abständen statt. Jeweils zwei Nachsorgeeinheiten werden von einem Psychologen, einem Ernährungsberater und einem Physiotherapeuten moderiert. Es geht in den Gruppengesprächen vor allem um die Schwierigkeiten beim Transfer der Lerninhalte von der Klinik in den Alltag sowie um die Auffrischung der Schulungsinhalte.

Alle drei Beiträge bestätigen die Aussagen von Mattukat und Mau bzgl. des sehr selektiven Zugangs zur internetbasierten Nachsorge. Von den angesprochenen Patienten nehmen nur 20 – 30% an solchen Nachsorgeformen teil. Dieser Prozentwert liegt deutlich unter dem Anteil der Patienten, die einen Internetzugang haben.

Benninghoven untersucht die Merkmale, die Nachsorgeteilnehmer von Nicht-Nachsorgeteilnehmern unterscheiden. Nachsorgeteilnehmer sind sehr „eifrige" Internetnutzer: 80 nutzen das Internet täglich oder mehrmals pro Woche. Nicht-Teilnehmer tun es nur in 23% der Fälle. Ein weiteres Merkmal ist die Schulbildung. So haben 57 % der Nicht-Nutzer einen Hautschulabschluss oder keinen Schulabschluss. Bei den Nutzern sind es nur 30%. Der Einfluss der Schwierigkeiten mit der deutschen (schriftlichen) Sprache konnte allerdings nicht untersucht werden, da es ein Ausschlusskriterium war.

Die Untersuchungen dieser drei Autoren zur Wirksamkeit der internetbasierten Nachsorge sind teilweise ermutigend. So zeigen die Ergebnisse der prospektiv randomisierten Studie von Ebert, dass die Nachsorgeteilnehmer signifikant besser ihre stationären Therapieerfolge über 12 Monate stabilisieren als Teilnehmer der Kontrollgruppe. Gemessen wurden verschiedene psychische und somatoforme Beschwerden anhand des Patientenfragebogens HEALTH-49. Interessant ist auch die Feststellung von Ebert, dass Teilnehmer mit einem relativ niedrigen Bildungsniveau eher besser von der Nachsorge profitieren.

Eher enttäuschend sind die Ergebnisse der ebenfalls prospektiv, randomisierten Studie von Theissing. 12 Monate nach der Rehabilitation zeigen die Haupt-Outcome-Parameter, BMI und Taillenumfang, keine Überlegenheit der Interventionsgruppe. Positive Effekte sind lediglich bei den Nebenparametern zu beobachten: körperliche Aktivitäten, gefühlsinduziertes Essen und extern bestimmtes Essverhalten.

Zwei Gründe könnten diese negativen Ergebnisse der letzten Studie erklären. Zum einen das Gesundheitsproblem selbst. Schwere Adipositas lässt sich bekanntlich nur schwer beeinflussen. Die niedrige Interventionsdosis der Live-Online-Nachsorge könnte mitverantwortlich sein. Bei dieser Nachsorge sind nur sechs Termine vorgesehen, während die Nachsorgestudie von Ebert 12 Termine und die Pilotstudie von Benninghoven 26 Termine vorsehen. Umgekehrt gefährdete evtl. die beachtliche Anzahl der Termine in der Studie von Benninghoven die Akzeptanz bei den Rehabilitanden. So beschreibt Benninghoven einen Abbruch der Nachsorge in 36% der Fälle, Ebert in nur 15%.

Auch wenn die aktuelle Teilnahme an internetbasierten Nachsorgeangeboten unter den Erwartungen bleibt, wird die tatsächliche Bereitschaft zur Inanspruchnahme künftig vermutlich wachsen, so dass aus unserer Sicht jetzt schon Strategien zur breiten Implementierung entwickelt werden sollen. Folgende Fragen sind zu prüfen: Welcher Therapieansatz verspricht den größten Erfolg? Welche Therapiedichte wäre optimal? Wie lassen sich die technischen und datenschutzrechtlichen Voraussetzungen realisieren? Wie können bildungsferne soziale Schichten besser erreicht werden? Diese letzte Frage ist umso wichtiger, als solche Versicherte laut der Studie von Ebert von internetbasierten Angeboten besonders gut zu profitieren scheinen. Wie sollten internetbasierte Nachsorgeleistungen honoriert werden? Sollen künftig internetbasierte und „Face to Face" Nachsorgeangebote parallel bereitgestellt werden?

Wie kann die Rehabilitation nachhaltig wirken?

Weinbrenner und Träder gehen in ihren Beiträgen über die Nachsorge hinaus auf die gesamten Rehabilitationsprozesse ein und formulieren Anforderungen, damit die Rehabilitationsleistungen der Rentenversicherung nachhaltig wirken.

Für *Weinbrenner* ist es vor allem erforderlich, alle Bestandteile der Rehabilitation patientenorientiert zu gestalten. Die Rehabilitation soll sich am individuellen Bedarf des Rehabilitanden, an seine Situation in Gesellschaft und im Beruf, an weitere Kontextfaktoren wie Wohn-, Familiensituation und Bildung sowie an seinen Präferenzen orientieren. Auch die Nachsorge soll stärker die Bedürfnisse der Betroffenen berücksichtigen.

Doch wie lassen sich die für die Qualitätssicherung erforderliche Standardisierung, bspw. die Einhaltung der Reha-Therapiestandards und des Behandlungszeitkorridors oder die weitgehende Manualisierung der Schulungen mit einer hohen Flexibilisierung kombinieren? Entspricht der allgemein geforderte ganzheitliche Ansatz der Rehabilitation immer der Präferenz und den Bedürfnissen der Rehabilitanden?

Schließlich fordert Weinbrenner eine bessere Vernetzung aller am Prozess beteiligten Akteure. Dies sieht auch *Träder* als eine notwendige Voraussetzung für eine nachhaltige Rehabilitation. Die in Sektoren organisierte Versorgung führt aus seiner Sicht dazu, dass die Beteiligten die Verfahren und Organisationen in anderen Sektoren nicht kennen. Helfen könnte eine zeitgemäße Kommunikationsstruktur, die ermöglicht, dass die Beteiligten schnell und situativ die für ihr Handeln erforderlichen Informationen erhalten. Einen wichtigen Beitrag könnte die in Lübeck geplante Erstellung einer arztspezifischen rehabilitationsbezogenen Website liefern, auf der Ärzte die für sie wichtigen Informationen einfach und ohne langes Suchen nachlesen können. Denkbar wäre auch aus seiner Sicht, dass die Hausarztpraxis auf elektronischem Wege vermehrt im Antragsverfahren, in der Planung der Rehabilitation und später in der Umsetzung der Reha-Ergebnisse und in der Nachsorge eingebunden wird. Dafür sollten innovative technische Lösungen gefunden werden, die die Anforderungen des Datenschutzes streng beachten. Träder empfiehlt an dieser Stelle eine Zusammenarbeit mit der kassenärztlichen Vereinigung, die solche sicheren Datenwege zur Zeit mit Erfolg testet.

Insgesamt liefern die einzelnen Beiträge dieses Tagungsbands wichtige Impulse für neue Entwicklungen in der Rehabilitation. Forschungsbedarf besteht insbesondere in der Gestaltung und Evaluation einer patientenorientierten Rehabilitation und Reha-Nachsorge oder in der Entwicklung einer „Reha-Kette" - von der Vorbereitung zur Reha bis hin zur Begleitung der beruflichen Wiedereingliederung durch einen Case-Manager nach der Reha. Entwicklungsbedarf wird gesehen für die Erschließung neuer Kommunikationswege zwischen den einzelnen Versorgungssektoren. Es bedarf aber auch der Erprobung unter „normalen" Bedingungen innovativer Nachsorgekonzepte, die im Rahmen von Forschungsprojekten ihre Wirksamkeit bewiesen haben. Dies betrifft insbesondere die internetbasierte Nachsorge.

Die Autoren

PD Dr. Dieter Benninghoven
Leitender Psychologe
Mühlenbergklinik -Holsteinische Schweiz-
Frahmsallee 1-7
23714 Bad Malente-Gremsmühlen

Prof. Dr. Matthias Berking
Institut für Psychologie
Department für Psychologie und Sportwissenschaften
Universität Erlangen-Nürnberg
Bismarckstraße 1
D-91054 Erlangen

Dr. phil. Matthias Bethge, Dipl.-Päd. (Rehab.)
Klinik für Rehabilitationsmedizin
Medizinische Hochschule Hannover
Carl-Neuberg-Straße 1
30625 Hannover

Sebastian Bienik
Klinik für Rehabilitationsmedizin
Medizinische Hochschule Hannover
Carl-Neuberg-Straße 1
30625 Hannover

Juliane Briest
Diplom-Psychologin
Klinik für Rehabilitationsmedizin
Medizinische Hochschule Hannover
Carl-Neuberg-Straße 1
30625 Hannover

Dr. Rolf Buschmann-Steinhage
Leiter des Bereichs Reha-Wissenschaften
Deutsche Rentenversicherung Bund
0420/R 4003
10704 Berlin

PD Dr. Ruth Deck
Institut für Sozialmedizin und Epidemiologie
Universität Lübeck
Ratzeburger Allee 160
23538 Lübeck

Dr. rer. nat. David Daniel Ebert
Leuphana Universität Lüneburg
Innovationsinkubator
KT Gesundheitstraining.Online
Rotenbleicherweg 67
21335 Lüneburg

Dipl. Psych. Benjamin Götzky
Dr. Ebel Fachkliniken Vogelsbergklinik
Leitender Psychologe
Jean-Berlit-Straße 31, 36355 Grebenhain

Dr. Nathalie Glaser-Möller
Geschäftsführerin des *vffr*
Ziegelstraße 150
23556 Lübeck

Norbert Gödecker-Geenen, M.A.
Projektleitung RehaFuturReal
Deutsche Rentenversicherung Westfalen
Abteilung für Rehabilitation
Gartenstr. 194
48145 Münster

Christian Himstedt
Diplom-Informatiker
Institut für Sozialmedizin und Epidemiologie
Universität Lübeck
Ratzeburger Allee 160
23538 Lübeck

Prof. Dr.Eike Hoberg
Ärztlicher Direktor
Mühlenbergklinik -Holsteinische Schweiz-
Frahmsallee 1-7
23714 Bad Malente-Gremsmühlen

Matthias Koch
Mühlenbergklinik -Holsteinische Schweiz
Deutschen Rentenversicherung Nord
Frahmsallee 1-7
23714 Bad Malente-Gremsmühlen

Dr. Ingrid Künzler
Vorsitzenden der Geschäftsführung
Deutschen Rentenversicherung Nord
Ziegelstraße 150
23556 Lübeck

Petra Lindemann-Sauvant
Mühlenbergklinik -Holsteinische Schweiz
Deutschen Rentenversicherung Nord
Frahmsallee 1-7
23714 Bad Malente-Gremsmühlen

Kerstin Mattukat
Diplom-Psychologin
Institut für Rehabilitationsmedizin
Medizinische Fakultät
Martin-Luther-Universität Halle-Wittenberg
Magdeburger Str. 8
06112 Halle (Saale)

Prof. Dr. Wielfried Mau
Direktor des Instituts für Rehabilitationsmedizin
Medizinische Fakultät der
Martin-Luther-Universität Halle-Wittenberg
Magdeburger Str. 8
06097 Halle (Saale)

Oliver Niemann
Grundsatzreferat Rehabilitation
Deutsche Rentenversicherung Braunschweig-Hannover
Lange Weihe 2-4
30880 Laatzen

Sabine Nawothnig
Mühlenbergklinik -Holsteinische Schweiz
Deutschen Rentenversicherung Nord
Frahmsallee 1-7
23714 Bad Malente-Gremsmühlen

Sabine Pfaudler
Diplom-Psychologin
Mühlenbergklinik -Holsteinische Schweiz-
Frahmsallee 1-7
23714 Bad Malente-Gremsmühlen

Prof. Dr. Heiner Raspe
Seniorprofessur für Bevölkerungsmedizin
Akademisches Zentrum für Bevölkerungsmedizin und
Versorgungsforschung
Universität zu Lübeck
Ratzeburger Allee 160
D 23538 Lübeck

Susanne Schramm
Diplom-Psychologin
Institut für Sozialmedizin und Epidemiologie
Universität Lübeck
Ratzeburger Allee 160
23538 Lübeck

Beate Schumacher
Mühlenbergklinik -Holsteinische Schweiz
Deutschen Rentenversicherung Nord
Frahmsallee 1-7
23714 Bad Malente-Gremsmühlen

Prof. Dr. Bernhard Sieland
Leuphana Universität Lüneburg
Innovationsinkubator
KT Gesundheitstraining.Online
Rotenbleicherweg 67
21335 Lüneburg

Dr. Torsten Tarnowski
Leuphana Universität Lüneburg
Innovationsinkubator
KT Gesundheitstraining.Online
Rotenbleicherweg 67
21335 Lüneburg

Dr. Jürgen Theissing
liveonline coaching
Zum Wald 1
D-24860 Böklund

Prof. Dr. Jens-Martin Träder
Hirschgrund 61
23627 Groß Grönau

Dipl. Psych. Anna-Carlotta Zarski
Leuphana Universität Lüneburg
Innovationsinkubator
KT Gesundheitstraining.Online
Rotenbleicherweg 67
21335 Lüneburg

Dr. Martin Vogel
Mühlenbergklinik -Holsteinische Schweiz
Deutschen Rentenversicherung Nord
Frahmsallee 1-7
23714 Bad Malente-Gremsmühlen

Dr. Susanne Weinbrenner, MPH
Leitende Ärztin & Leiterin des Geschäftsbereiches Sozialmedizin und Rehabilitation
GB 0400/R 4016 A
Deutsche Rentenversicherung Bund
10704 Berlin